口腔美学修复实用教程

中国医药学术原创精品图书出版工程

VENEER

from standard
to MI & No
preparation

瓷贴面修复技术——从标准到微创无预备

主　编　刘　峰

主　审　樊　聪

编　　者（按姓氏拼音排序）

李　祎

刘　峰

刘　星

刘诗铭

刘欣然

师晓蕊

王　莹

许桐楷

人民卫生出版社

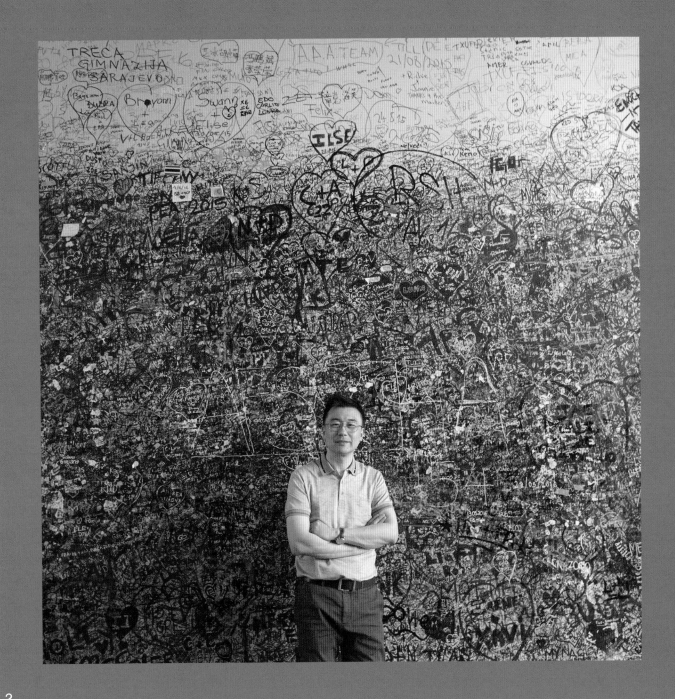

刘峰，主任医师

　　北京大学口腔医院门诊部副主任，门诊部培训中心主任，综合科主任

　　北京大学口腔医院教学质量管理委员会　委员

　　北京大学口腔医院继续教育管理委员会　委员

中华口腔医学会·口腔美学专业委员会　常务委员兼学术秘书

中华口腔医学会·口腔修复专业委员会　委员

全国卫生产业企业管理协会·数字化口腔产业分会　主任委员

中国整形美容协会·口腔整形美容分会　常务委员

中国整形美容协会·专家委员会　委员

中华医学会·医学美学与美容分会　青年委员

北京市医学会·医学美学与美容分会　委员

　　欧洲美容牙科学会（ESCD）　认证会员兼中国区主席

　　国际计算机牙科学会（ISCD）　认证国际培训师

　　美国美容牙科学会（AACD）　会员

　　日本审美齿科学会（JEAD）　会员

核心期刊发表论文、讲座 50 余篇

担任《中华口腔医学杂志》《口腔颌面修复学杂志》等多种学术期刊的编委、审稿专家

主编、主译出版专著 16 本

1. 刘峰 . 口腔数码摄影 . 北京：人民卫生出版社，2006

2. 刘峰 . 口腔美学修复临床实战 . 北京：人民卫生出版社，2007

3. 刘峰，李颖 . 美从牙开始 . 北京：人民军医出版社，2007

4. Stephen J.Chu, Alessandro Devigus, Adam Mieleszko. 口腔美学比色 . 郭航，刘峰，译 . 北京：人民军医出版社，2008

5. 韩科，刘峰 . 美容口腔医学 . 北京：人民卫生出版社，2010

6. 刘峰 . 口腔数码摄影 . 第 2 版 . 北京：人民卫生出版社，2011

7. 刘峰 . 纤维桩修复技术 . 北京：人民卫生出版社，2012

8. 刘峰 . 美学修复牙体预备 . 北京：人民卫生出版社，2013

9. 刘峰 . 精细印模技术 . 北京：人民卫生出版社，2013

10. 刘峰 . 美容牙科（北京市医疗美容主诊医师培训教材）. 北京：中国医药科技出版社，2014

11. 刘峰，王世明 . 明明白白去看牙 . 北京：人民卫生出版社，2014

12. 王兴 . 中国口腔牙齿美学病例精选 2015. 刘峰，执行主编 . 北京：人民卫生出版社，2015

13. 刘峰，李祎 . 口腔临床摄影口袋宝典 . 北京：人民卫生出版社，2016

14. Stefano Inglese. 口腔美学修复策略 . 刘峰，师晓蕊，译 . 沈阳：辽宁科学技术出版社，2016

15. 刘峰 . 口腔数码摄影 . 第 3 版 . 北京：人民卫生出版社，2017

16. Florin Lăzărescu. 口腔综合审美治疗精要 . 刘峰，许桐楷，译 . 沈阳：辽宁科学技术出版社，2017

主审简介

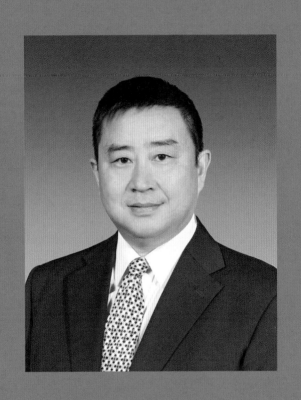

樊聪，主任医师，博士

1988 年毕业于原北京医科大学，多年来一直在北京大学口腔医院修复科从事修复临床和教学工作。1998~1999 年在美国 UTHSCSA 牙科学院进修，专业特长为牙齿美学修复、固定修复、可摘局部义齿修复等。

现任中华口腔医学会口腔美学专业委员会常务委员；中华医学会医学美学与美容学分会委员，口腔学组组长；北京医学会医学美学与美容学分会常委；《中华医学美学美容杂志》编委；国家医学考试中心专家组成员；北京市医学会医疗事故技术鉴定专家；参编、参译多部美学修复专业著作。

樊聪医师一直致力于口腔美学修复，尤其擅长前牙瓷贴面及全瓷修复，自 1999 年起开展全瓷贴面修复的临床、科研、教学工作，是国内最早开展瓷贴面修复的专家之一，为瓷贴面修复的普及与推广贡献了巨大力量。

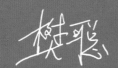

序 一

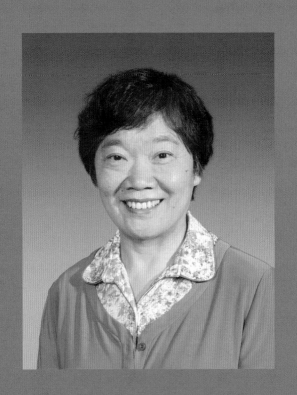

得知刘峰医师又有一部书要出版，为他的勤奋、高效而深感欣慰！刘峰医师凭着对口腔修复事业的热爱，凭着对口腔美学修复的学习和钻研，尤其是凭着他多年临床工作的积累，为广大读者奉献了一部又一部好书！

此次出版的书是关于瓷贴面修复技术，这个内容确实值得著书立说。自从酸蚀 - 树脂粘接技术被推向临床以来，在美学修复方面取得了巨大的成功。近年，瓷贴面应用在重度磨耗、甚至咬合重建的病例中也获得成功。说明，在理解粘接技术原理、瓷材料特性以及掌握操作要点的基础上，瓷贴面技术有很好的适应证。特别是瓷贴面技术的微创特点，能被广大患者接受。

任何一项好的技术，并不是每个医师应用都会有好的结果。需要好好学习，一步一步规范操作。刘峰医师的书，其最大特点是图文并茂、操作步骤讲解详细。对于认真学习的读者来说，实用性很强。作者展示了很多病例，每个病例都是认真分析、诊断、设计并实施，显示了完美结果。字里行间体现了作者的用心，以及对读者无保留的奉献！

相信每一位读者会和我的感觉一样，从此书中受益匪浅！

冯海兰

北京大学口腔医院修复科　教授、主任医师
曾任中华口腔医学会口腔修复学专业委员会主任委员

序 二

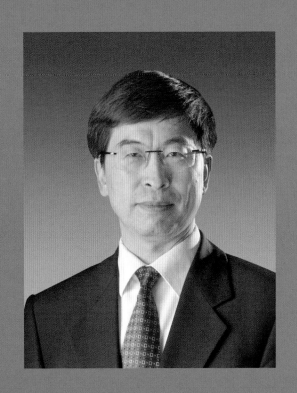

这是我今年第二次为刘峰医师的新书作序，而且又是一部300页的新书，很是赞叹他的勤奋和努力，所以愿意为他的新书作序。

微创和舒适已成为口腔治疗中日渐被重视的基本理念，瓷贴面近年来逐渐成为主流的微创修复形式之一，是随着树脂粘接进步而发展起来的微创修复技术，也是口腔医师需要掌握的口腔修复技术的基本内容。目前我国尚缺少专门针对瓷贴面的原创书籍。

刘峰医师的新作《瓷贴面修复技术——从标准到微创无预备》，全书共12章，包括瓷贴面修复的适应范围、瓷贴面修复的牙体预备、瓷贴面修复的排龈和印模、瓷贴面修复的比色、选色和表达、瓷贴面修复的加工和材料、瓷贴面的试戴和调磨、瓷贴面修复体的粘接前处理、瓷贴面修复的粘接操作、瓷贴面修复后可能发生的问题和处理等内容，对各项操作细节做了清晰的讲解，非常适合于各级医师系统的学习并掌握瓷贴面修复技术。

刘峰医师不断地将他的临床经验和思考总结、记录下来，奉献给广大同仁，为提高我国口腔修复和美学的整体水平做出了具有实际意义的工作，希望刘峰医师能继续坚持他的风格，在未来继续不断推出新的著作，满足广大读者学习的需求，更希望国内能涌现出更多像刘峰医师一样的中青年学术骨干，共同推进我们口腔医学事业的进步！

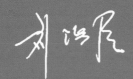

中国人民解放军总医院口腔医学中心　主任

中华口腔医学会副会长

中华口腔医学会口腔修复学专业委员会主任委员

中国整形美容协会副会长

序 三

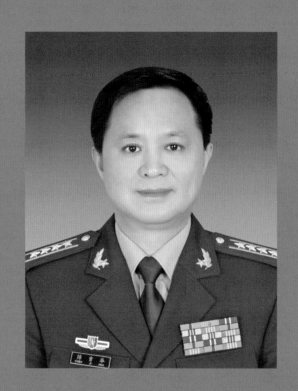

我认识刘峰医师快 10 年了！

10 年前，刚过而立之年的他出版了国内第一本口腔摄影书籍——《口腔数码摄影》，后来又很快升级成一本口腔专业摄影专著，这对提高同行专业摄影技巧发挥了重要作用。在某种程度上，可以说摄影技术促进了大家对美学修复的追求，也加快了美学修复技术的发展！ 2009 年刘峰医师还应邀专程到西安为第四军医大学口腔医院的医师们做学术讲座，教大家如何提高口内摄影效果，这给我们提供了很重要的帮助。

在掌握高超摄影技术基础上，刘峰医师又潜心钻研修复技术的基本理论和临床技巧，特别是在美学修复方面做到出类拔萃、一枝独秀。刘峰医师特别注重收集临床资料并善于将其整理成有用的临床经验，而这为他在不到 10 年时间里相继出版系列《口腔美学修复实用教程》专著奠定了坚实基础。刘峰医师的著作描写过程详细，图片质量高，反映了过硬的实践操作能力，因此他的系列著作体现了很高的实用价值，受到读者的广泛好评。刘峰医师也因此经常受邀在全国各地举行学术讲座，传播正规化的修复技术，他做的这些工作为我国口腔修复技术的发展，特别是美学实用技术的普及产生了非常积极的作用！ 10 年时间，刘峰医师通过自身不断努力，已逐步成为年轻一代口腔修复的代表、一名名副其实的主任医师和教授，同时，不仅自己进步，还培养和带领了一支成功的团队。

这一次，当我接到刘峰医师邀请我为他的第16本著作《瓷贴面修复技术——从标准到微创无预备》作序的邀请时，我感到十分高兴和荣幸，原因有三：

瓷贴面修复技术于1983年由美国学者首先应用于临床。由于它具有很好的保存自然牙体组织的特点，因此，很快得到临床普及和推广。30多年来贴面修复材料有了许多发展和变化，但这项技术的核心和关键没有本质上的变化，体现了它强大的生命力。但是，这并不等于说瓷贴面技术就没有发展。其中，近些年在临床上得到认可的微创贴面技术是比传统技术保存性更强的一种变体，在一些病例修复中发挥了很好的修复作用。然而，国内还缺乏一本系统介绍瓷贴面，特别是微创瓷贴面技术的书籍，此为其一。

我本人的研究工作一直没有离开口腔粘接技术，在临床上也一直开展贴面修复技术。而粘接是所有贴面修复的基础，由于研究的侧重点不同，所以虽觉得一本瓷贴面修复专著在临床上很有需求，但自感无力完成这个任务。具备刘峰医师这种实力的专家勇于承担这项工作，对所有有志开展这项工作的同行来讲必是一件功德无量的事情，这种精神值得称道，此为二。

这本新书既介绍了标准瓷贴面技术，也全面介绍了微创瓷贴面修复、无预备瓷贴面修复的适应范围，重点详细地介绍了各种瓷贴面修复的临床操作要点，这对帮助临床医师准确选择并应用好常规瓷贴面、微创和无预备瓷贴面技术具有非常大的指导价值。基于作者对瓷贴面修复技术的领悟，加之强大的基础功底，刘峰医师出版这样一本专著，也算实至名归，大家完全可以静待他又一本高水平临床论著的出版发行，此为其三。

十年磨一剑，功夫不负有心人！值此新书发布之际，预祝本书再次取得成功！

陈吉华

第四军医大学口腔医学院　院长

中华口腔医学会　副会长

中华口腔医学会口腔修复学专业委员会候任主任委员

序 四

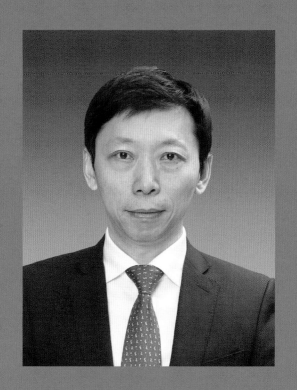

口腔美学是人体美学的重要组成，我国古代就有了"丹唇外朗，皓齿内鲜"、"齿如编贝"等对于口腔美学以及牙齿美学的描述。近年来，随着社会经济和文明的发展，人们对口腔美学的要求越来越高，我国的口腔美学也在快速发展中。经过一代又一代致力于口腔美学事业的专家、学者们的共同努力，我国的口腔美学已逐渐从过去的落后、紧追，发展为达到和进入国际先进行列。

　　在口腔美学和牙齿美学的众多临床修复治疗方法中，贴面具有磨牙少、微创、美观、生物相容性好等优点，是一种口腔临床常用的牙齿美学修复方法。对于致力于口腔美学的广大医师，掌握贴面修复技术是非常重要的。

　　刘峰医师多年来在口腔美学领域辛勤耕耘，成绩卓著，撰写出版了多部口腔美学专著，是我国口腔美学领域的青年翘楚。本书是他多年临床思考和临床经验的积累。本书详细介绍了贴面的适应证、治疗方案设计，以及贴面牙体预备、印模制取、材料选择、技工制作、临床粘接等一步一步规范化的贴面临床操作。内容翔实全面，理论和实践结合，是一本非常有价值的有关贴面修复的学习指导用书。

　　口腔美学是科学，也是艺术，是建立在严谨的科学基础上的艺术再现。希望广大口腔医师通过本书不仅可以学习掌握贴面修复的临床操作技术，更多的是理解口腔美学的先进思想和理念。希望更多的青年才俊进入口腔美学这个大家庭，大家团结合作，共同助力我国口腔美学的发展。

北京大学口腔医院　教授、主任医师

中华口腔医学会继续教育部部长

中华口腔医学会口腔美学专业委员会主任委员

前 言

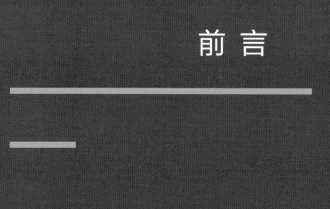

瓷贴面技术是口腔美学微创修复中的代表性治疗技术，近年来，越来越受到口腔临床医师的重视。瓷贴面修复在很大程度上已成为与烤瓷冠、全瓷冠同等重要的口腔美学修复形式。

但是，我国还没有关于瓷贴面修复的非常贴近临床的指导类专著。

各个级别的口腔修复学教科书中，给予瓷贴面的空间并不太多，虽然对适应证、牙体预备、比色粘接等核心流程均做了阐述，但普通的临床医师通过学习教科书仍很难系统地掌握瓷贴面技术的各个细节。

而很多国、内外的参考书也都涉及瓷贴面技术，但系统地剖析瓷贴面每一个技术步骤中细节的专著很少。《前牙瓷粘结性仿生修复》一书是深入学习瓷粘接修复技术的宝典，但对许多初学者显得有些深奥，有些普通医师学习起来感到比较吃力。

本书作为《口腔美学修复实用教程》的第 4 本，秉承了前 3 本语言通俗易懂、叙述清晰流畅、核心思想清晰明了、具体操作剖析详尽的文字风格，对瓷贴面修复技术整个流程中的技术细节做了全方位的剖析。

本书非常适合作为迫切希望学习瓷贴面修复技术的医师的入门教材，也可以作为已经初步掌握瓷贴面修复技术的医师规范自己操作、提高临床成功率的提高教材。

樊聪老师是北大口腔最早学习、应用、推广瓷贴面技术的专家，也是笔者在北大口腔学习阶段和工作以后关系最为密切的老师之一；在北大口腔毕业 8 年以后，笔者自 2004 年起又跟随樊聪老师学习瓷贴面技术，至今已过去了 12 年。在此非常感谢樊聪老师 20 多年来对本人的无数次无私的帮助。

本书凝聚了笔者和医疗教学团队多年来进行瓷贴面修复中的经验与思考，同时邀请樊聪老师作为主审，希望能够呈现给读者准确的知识和信息，帮助广大临床医师更快速的进步，迅速掌握瓷贴面技术。

刘峰

目　录

第一章　瓷贴面修复的适应范围

1

第二章　瓷贴面修复的牙体预备

第五章 临时瓷贴面修复的制作和固位

151

第六章 瓷贴面修复的加工和材料

161

第七章　瓷贴面的试戴和调整

189

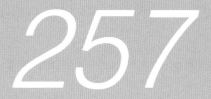

第十二章 瓷贴面修复后可能发生的问题和处理

267

视 频 目 录

第一章 瓷贴面修复的适应范围

贴面修复是在不磨牙或少磨牙的情况下，应用粘接技术，将复合树脂、瓷等修复材料覆盖在表面缺损牙体、着色牙、变色牙或畸形牙等患牙部位，以恢复牙体正常形态或改善其色泽的一种修复方法。

——引自北京大学医学教材《口腔修复学》

瓷贴面可以简单的理解为通过粘接获得固位的薄型瓷修复体，是一种比全冠更加微创的修复技术，更加符合口腔修复的未来方向。"合理掌握适应范围"，是任何治疗形式获得成功的最基本保证。瓷贴面修复由于通常不具备类似全冠修复的"机械固位"，固位力主要来源于"粘接固位"，修复效果直接受到粘接能力的影响，在早期曾被认为"适应证非常严格"。

近年来，随着修复材料和粘接技术的不断进步，越来越多的医师认识到，只要能够建立在良好的釉质粘接基础之上，瓷贴面修复的适应范围实际上非常广泛。

当然，如果对粘接技术的盲目崇拜和信任、将瓷贴面修复的适应范围无限放大，仍然可能给临床工作带来风险。尤其是对于微创、无创瓷贴面修复形式适应范围的掌握，更需要本着辩证的原则进行思考。

以往教科书中对瓷贴面修复的描述通常采用比较复杂的罗列方式，本章根据笔者的临床经验和思考，进行了较新的梳理。

第一节 常规瓷贴面的适应范围

一、前牙区域的牙齿体积不足

按照现代微创修复的理论，所有类型的牙齿体积不足都有可能通过瓷粘接修复的形式获得修复。

其中，由于龋坏、折裂等造成的后牙区域牙体缺损，通常需要通过嵌体、高嵌体、殆嵌体等方式进行修复；由于各种原因造成的前牙牙齿体积不足，而影响美观和功能时，只要能够获得足够的釉质粘接面积和粘接强度，都有可能通过瓷贴面修复或其他瓷粘接修复的形式获得解决。

前牙区域的牙齿体积不足，主要包括以下一些情况：

1. 牙齿切端或邻面的局部缺损（图 1-1~ 图 1-11）。

2. 由于牙齿发育异常造成的过小牙、扭转牙（图 1-12~ 图 1-20）。

3. 牙齿间隙（图 1-21~ 图 1-28）。

图 1-1

图 1-2

图 1-3

图 1-4

病例实战 1（完成时间：2007 年）

图 1-1 年轻女性，11、21 牙体缺损
图 1-2 要求美观修复 11、21
图 1-3 双侧上颌中切牙贴面预备
图 1-4 双侧上颌中切牙瓷贴面修复后（口内像）
图 1-5 双侧上颌中切牙瓷贴面修复后（口唇像）

图 1-5

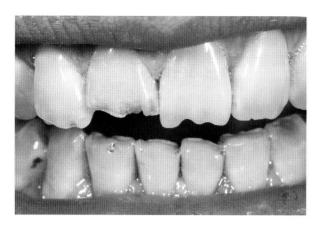
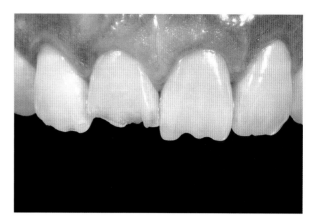
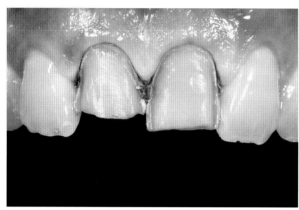
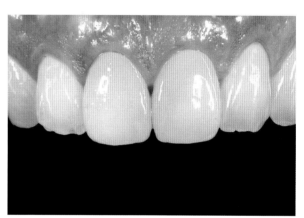
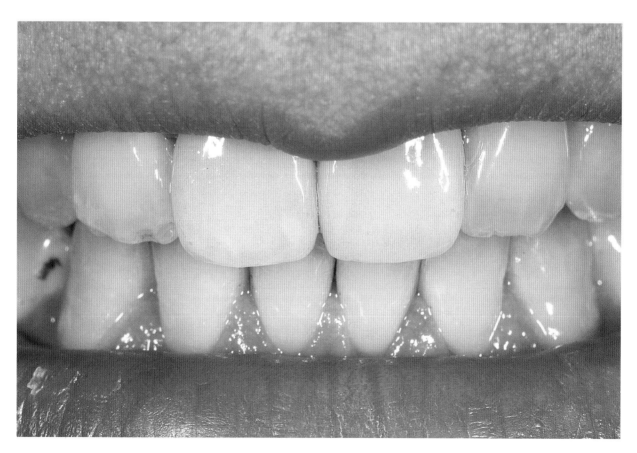

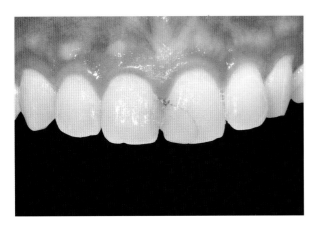
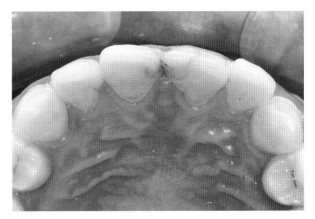

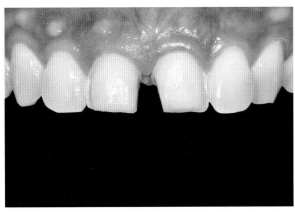
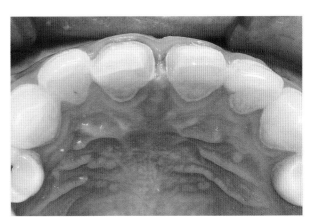

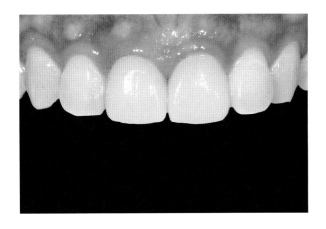
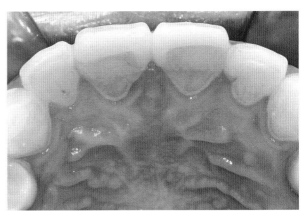

病例实战 2（完成时间：2008 年）

图 1-6　双侧上颌中切牙近中邻面缺损，树脂充填反复脱落
图 1-7　患者希望更换治疗方式，获得长期稳定的治疗效果
图 1-8　双侧上颌中切牙贴面牙体预备（唇面观）
图 1-9　双侧上颌中切牙贴面牙体预备（切端观）
图 1-10　双侧上颌中切牙贴面修复后（唇面观）
图 1-11　双侧上颌中切牙贴面修复后（切端观）

图 1-6　　图 1-7

图 1-8　　图 1-9

图 1-10　　图 1-11

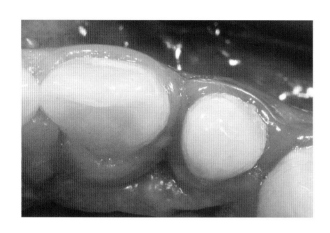
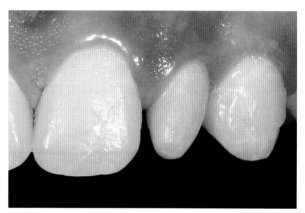

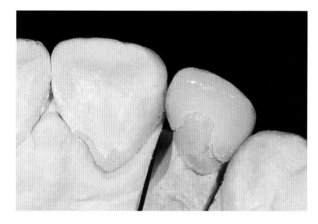
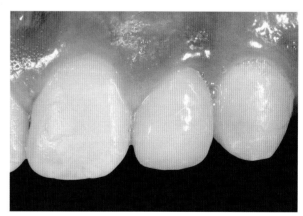

图 1-12	图 1-13

病例实战 3（完成时间：2006 年）

图 1-12　左上颌侧切牙锥形过小牙，近远中存在明显间隙（切端观）
图 1-13　左上颌侧切牙锥形过小牙，近远中存在明显间隙（唇面观）

图 1-14	图 1-15

图 1-14　左上颌侧切牙瓷贴面修复体
图 1-15　左上颌侧切牙瓷贴面修复后

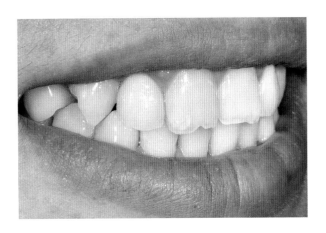

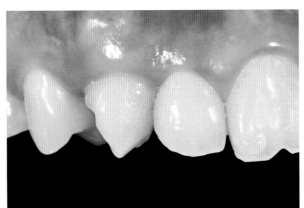

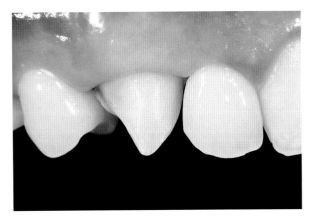

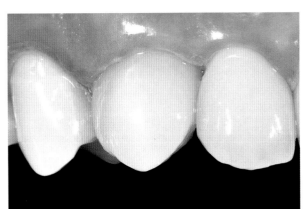

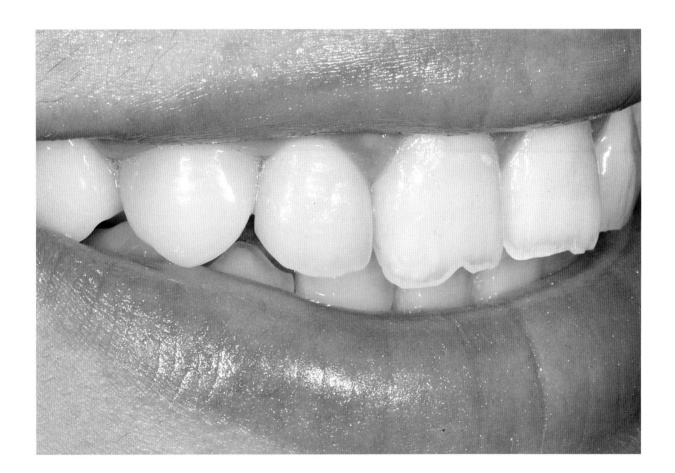

<table>
<tr><td>图 1-16</td><td>图 1-17</td></tr>
<tr><td>图 1-18</td><td>图 1-19</td></tr>
</table>

图 1-20

病例实战 4（完成时间：2005 年）

图 1-16　右上颌尖牙扭转
图 1-17　拒绝正畸治疗，希望通过修复治疗改善美观
图 1-18　牙体微量预备
图 1-19　贴面修复改善唇侧外形
图 1-20　瓷贴面修复后

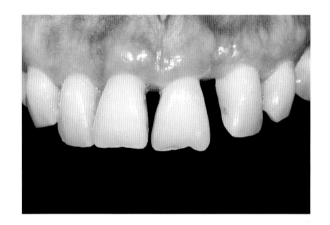
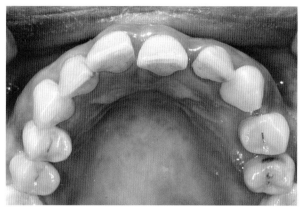
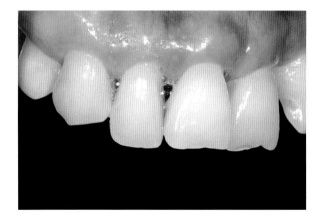
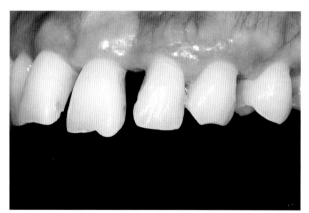

病例实战 5（完成时间：2009 年）

图 1-21　牙周病造成散在间隙
图 1-22　牙周治疗后获得稳定效果
图 1-23　从美观角度希望关闭间隙（右上颌前牙）
图 1-24　从美观角度希望关闭间隙（左上颌前牙）

图 1-21　　图 1-22

图 1-23　　图 1-24

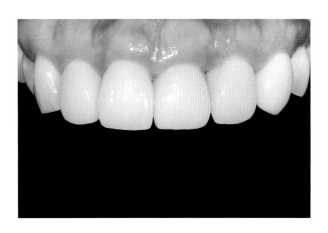
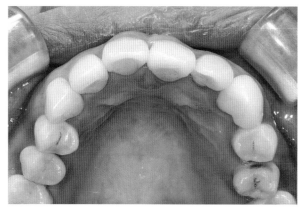
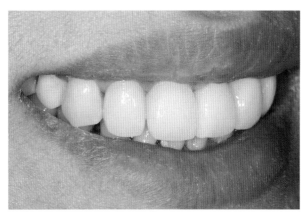
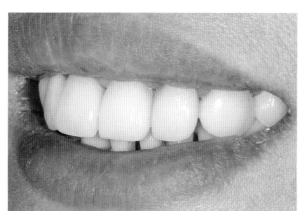

图 1-25   图 1-26

病例实战 5

图 1-25   瓷贴面修复关闭间隙（唇面观）
图 1-26   瓷贴面修复关闭间隙（切端观）
图 1-27   瓷贴面修复后（右侧微笑像）
图 1-28   瓷贴面修复后（左侧微笑像）

图 1-27   图 1-28

二、牙齿颜色缺陷

瓷贴面修复是改善牙齿颜色缺陷的有效手段。与多年前"主流的"全冠修复相比，瓷贴面修复明显创伤更小。

对于单纯的牙齿颜色缺陷，比贴面修复更加微创的治疗形式，则是漂白治疗。对于较轻微的牙齿颜色缺陷，一次或多次漂白治疗通常可以获得较好的治疗效果，则无需进行瓷贴面修复；对于中重度牙齿颜色缺陷，多次漂白治疗也有可能获得不错的改善效果。因此，对于单纯的牙齿颜色缺陷，应首先考虑漂白治疗。

如果患者对于治疗后的美学改善要求较高，或者不愿意接受因颜色反弹而需要反复进行的漂白治疗，尤其是合并存在牙齿间隙、轻微排列不齐、牙齿表面结构缺陷等问题时，常规的漂白治疗无法满足患者的治疗需求，瓷贴面修复则可以成为治疗效果更佳的选择（图 1-29~ 图 1-36 ）。

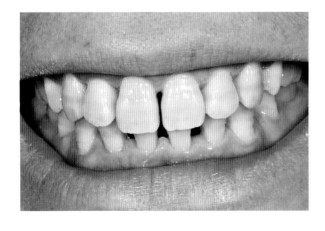 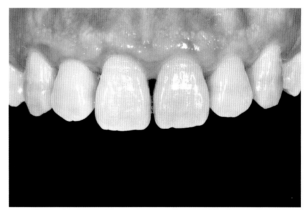

病例实战 6（完成时间：2009 年）

图 1-29 牙齿颜色异常伴有间隙（口唇微笑像）
图 1-30 牙齿颜色异常伴有间隙（上颌前牙像）
图 1-31 瓷贴面预备后（切端观）
图 1-32 瓷贴面预备后（唇面观）
图 1-33 瓷贴面修复体
图 1-34 瓷贴面修复后（唇面观）
图 1-35 瓷贴面修复后（切端观）
图 1-36 瓷贴面修复后（口唇微笑像）

图 1-31   图 1-32

图 1-29   图 1-30   图 1-33   图 1-34

图 1-35   图 1-36

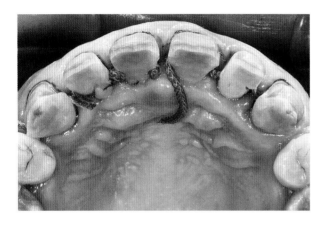
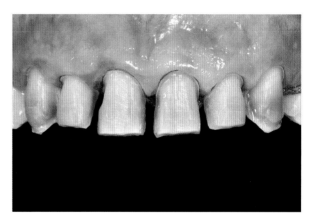

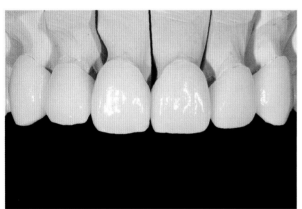
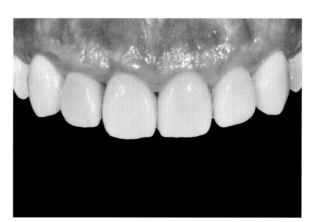

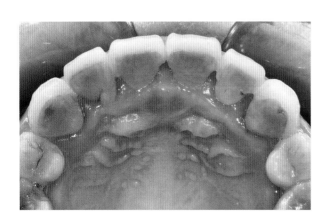
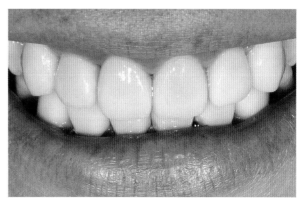

三、牙体表面结构缺陷

由于先天发育异常、后天异常磨耗等原因造成的牙体表面结构缺陷，会严重影响牙列的美学效果，这种情况可以通过瓷贴面修复获得明显的美学改善（图1-37~图1-40）。

许多牙体表面结构缺陷还会伴随牙齿体积不足，此时瓷贴面修复的必要性就会更加明显（图1-41~图1-43）。

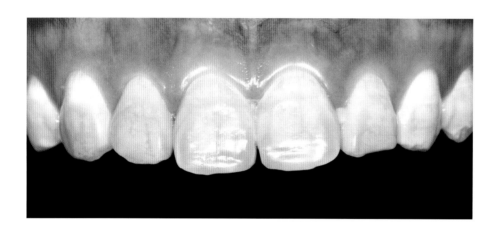

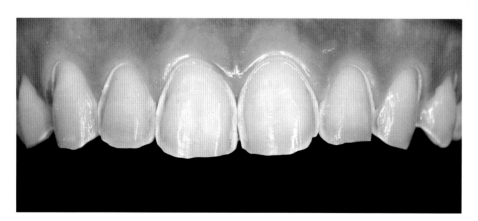

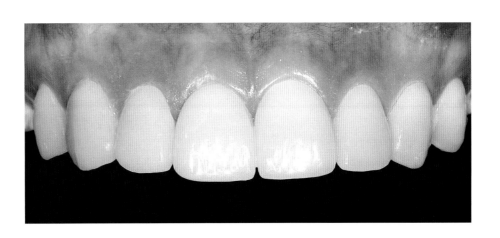

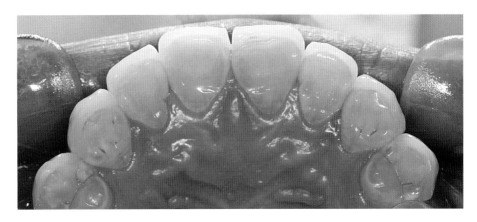

图 1-37　　图 1-39

图 1-38　　图 1-40

病例实战 7（完成时间：2006 年）

图 1-37　氟牙症影响美学效果
图 1-38　瓷贴面牙体预备后
图 1-39　瓷贴面修复后（唇面观）
图 1-40　瓷贴面修复后（切端观）

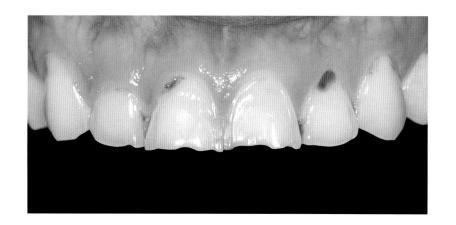

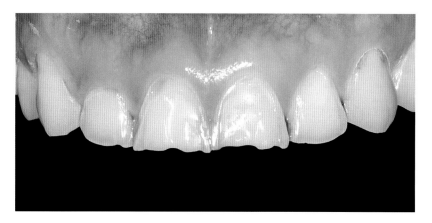

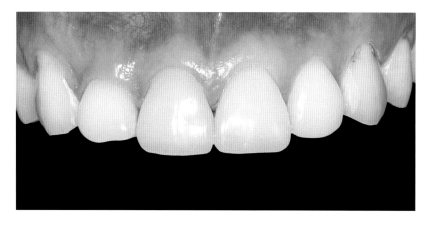

图 1-41

病例实战 8（完成时间：2012 年）

图 1-41 酸蚀症造成牙齿表面结构异常伴牙齿体积不足
图 1-42 微量瓷贴面预备后
图 1-43 瓷贴面修复后

图 1-42

图 1-43

四、牙列排列轻微异常

在任何情况下，牙列排列异常的首选治疗方案均应考虑正畸治疗。通过正畸治疗，不仅可以纠正排列异常造成的美学缺陷，同时有可能纠正排列不齐造成的咬合和功能问题，同时纠正排列不齐造成的牙周、牙体健康风险。

但是，确实有一些患者由于各种原因不能接受正畸治疗，但同时又有改善美学效果的愿望。当排列异常比较轻微时，通过瓷贴面修复进行矫正存在可行性。尤其是同时伴随颜色、表面结构等牙齿微观美学特征改善的需求时，直接进行瓷贴面修复可以作为一种次选的治疗方案（图 1-44~ 图 1-51 ）。

需要注意的是，不能夸大瓷贴面修复改善牙齿排列异常的能力。对于较为严重的牙齿排列异常，通过瓷贴面修复很难获得很理想的美观，同时很有可能由于牙体预备量过大，影响修复后的粘接效果，造成修复失败。

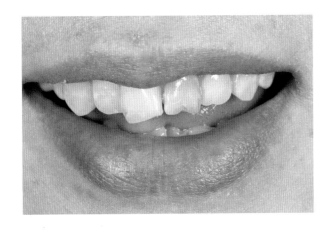 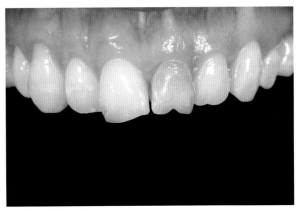

病例实战 9（完成时间：2016 年）

图 1-44　上颌前牙排列轻微异常，希望改善微笑美学效果，但拒绝正畸治疗
图 1-45　左上颌中切牙颜色明显异常，其他前牙存在白垩色斑块等美学缺陷

图 1-44　　　　图 1-45

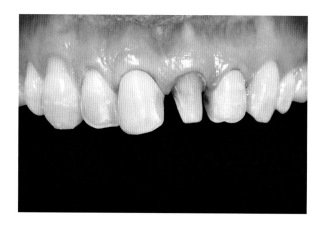 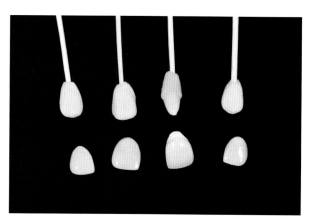

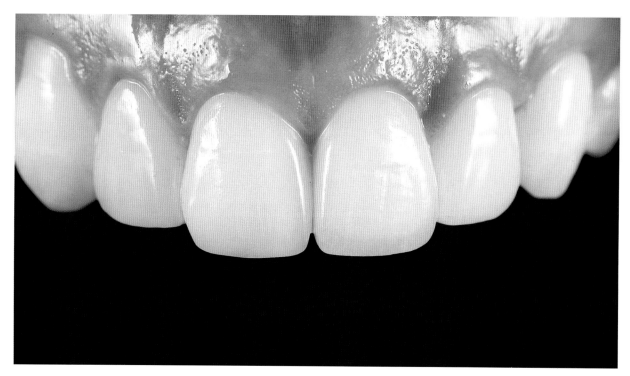

图 1-46　　　图 1-47

病例实战 9

图 1-46　瓷贴面 + 全冠混合修复预备后
图 1-47　树脂代型和修复体
图 1-48　瓷贴面 + 全冠混合修复后（上颌前牙正面观）

图 1-48

图 1-49

病例实战 9

图 **1-49** 瓷贴面 + 全冠混合修复后（口唇微笑像）
图 **1-50** 修复后（右侧微笑像）
图 **1-51** 修复后（左侧微笑像）

图 1-50

图 1-51

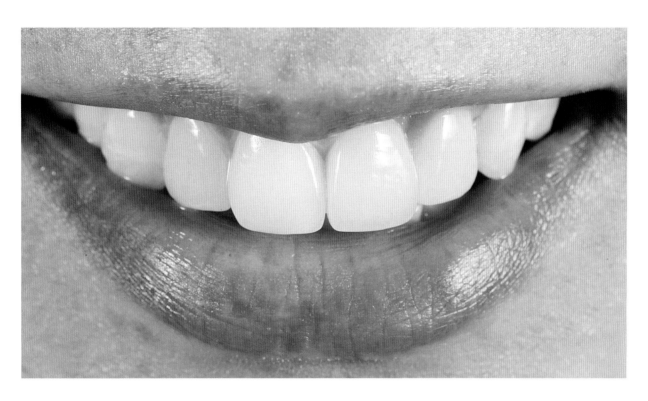

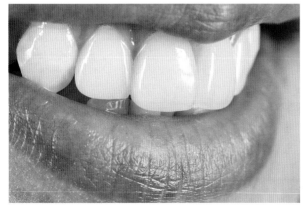

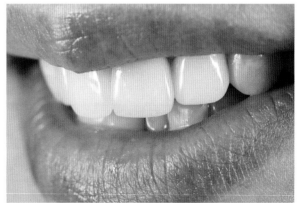

第二节　瓷贴面修复的禁忌证

尽管瓷贴面修复的适应范围越来越广泛，但仍然有几类情况并不适合采用瓷贴面修复，应视为禁忌证。在这些情况下如果贸然采取瓷贴面修复，则可能造成修复的失败。

一、釉质大面积缺损

前文已经强调，瓷贴面修复的固位力主要来源于"粘接固位"，而只有足够面积的釉质粘接，才能提供足够的"粘接固位力"。

因此，如果已经存在大面积的釉质缺损，或者可以预计到牙体预备后将造成大量釉质缺损，则均不适合进行瓷贴面修复（图1-52~图1-54）。

病例实战 10（完成时间：2012 年）

图 1-52　上颌前牙广泛龋坏，造成大量釉质缺损，经反复树脂修复不能获得良好治疗效果，要求进行修复治疗。考虑到釉质损失量过大，如采用瓷贴面修复无法获得有保证的釉质粘接效果，同时多个牙齿由于存在牙髓问题而进行根管治疗，因此放弃瓷贴面修复，而采用传统的全冠修复

图 1-53　纤维桩核修复，牙体预备

图 1-54　全瓷冠修复后

图 1-52　图 1-53

图 1-54

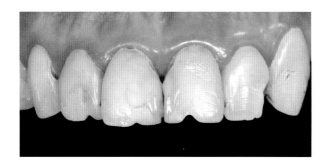
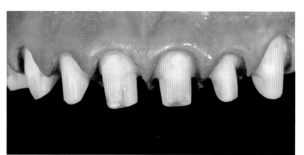

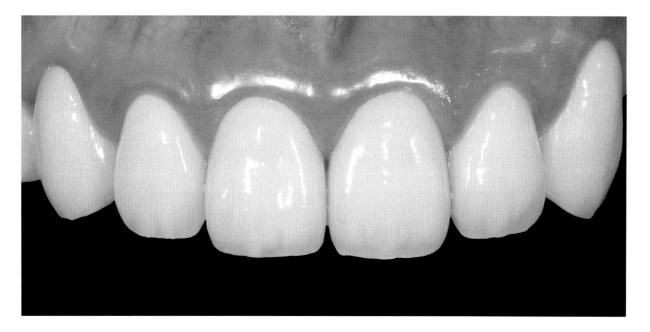

二、较严重的排列异常

对于存在牙长轴唇倾的排列异常，即使整体排列紊乱并不明显，通常也无法直接通过瓷贴面修复改善美学效果（图 1-55，图 1-56）。

此时如果不进行足够的牙体预备，就无法纠正牙长轴，不能很好的改善牙齿的美学效果；如果进行足够的、可以改善美学效果的牙体预备，则势必造成预备量过大，造成较多的釉质缺损、牙本质暴露，易造成因粘接不良而形成的失败，同时易造成牙本质暴露而引起的术后敏感。对于这类病例，最理想的方案应为正畸调整牙长轴后，再酌情考虑改善微观美学特征的修复治疗。

有些患者虽然不存在明显的牙长轴唇倾问题，但是存在牙弓形态不佳。此时仅仅针对牙齿形态和微观结构改变的瓷贴面修复并不能对牙弓形态进行调整。因此，当患者对美学要求较高时，应先进行正畸治疗调整牙弓形态，不建议直接进行瓷贴面修复（图 1-57，图 1-58）。

对于严重排列紊乱的情况，很多时候完全无法进行瓷贴面修复（图 1-59，图 1-60）；即使还有机会勉强采用瓷贴面修复，一方面可能造成局部牙体预备量过大、牙本质暴露、影响粘接效果，另一方面还可能造成修复体厚度差异过大，影响粘接后的颜色效果，无法满足高美学需求的患者（图 1-61，图 1-62）。

总之，我们要明确瓷贴面修复可以改善一些轻微的牙齿排列问题，但对于较严重的排列不齐，应建议患者进行正畸治疗后再进行瓷贴面修复。

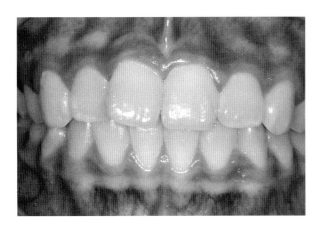
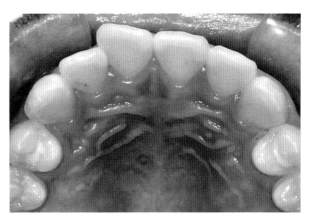

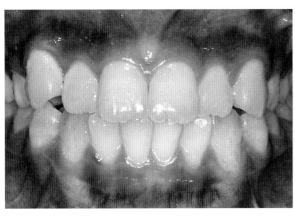
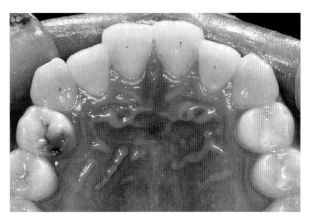

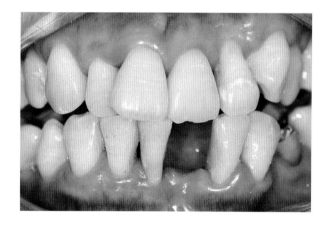

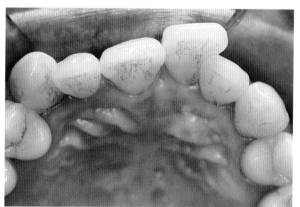

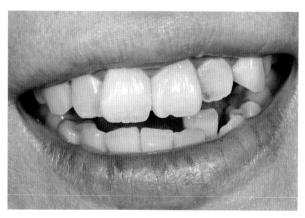

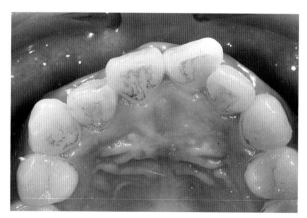

图 1-55　右上颌前牙外翻，牙齿排列不齐影响美学效果
图 1-56　由于牙长轴唇倾比较明显，因此不适合直接进行瓷贴面修复
图 1-57　牙齿排列不齐，希望美学改善，考虑正畸治疗或者瓷贴面修复
图 1-58　由于牙弓形态不佳，建议首先正畸治疗，再酌情考虑贴面修复

图 1-59　严重排列不齐，希望通过治疗改善美学效果
图 1-60　牙齿间重叠明显，完全无法进行瓷贴面修复，建议正畸治疗后再考虑美学修复
图 1-61　严重排列不齐，希望通过治疗改善美学效果
图 1-62　牙齿间存在部分重叠，即使还有机会直接进行瓷贴面修复，但很容易造成牙体预备量过大的问题，并且会由于不同位置修复体厚度差异较大而影响美学效果

三、明显影响修复预后的咬合异常

通过前文所阐述，我们已经了解对于明显的排列不齐，应考虑首先进行正畸治疗，纠正排列及咬合关系，再进行针对微观美学效果的瓷贴面修复。

但确实存在一些患者不能接受正畸治疗，希望直接进行修复治疗改善美学效果，还有一些患者仅希望改善个别牙齿的美观效果。

在某些时候我们可以满足患者要求，但如果存在如下情况，勉强进行修复的风险则非常大，应注意避免：

1. 明显反𬌗牙齿，无进行整体调整的治疗计划（图 1-63，图 1-64）。

2. 严重深覆𬌗，或唇面严重磨损无间隙的下颌前牙（图 1-65，图 1-66）。

3. 其他存在异常严重磨耗的牙齿（图 1-67~ 图 1-72）。

4. 有磨牙症或其他咬异物等不良习惯的患者。

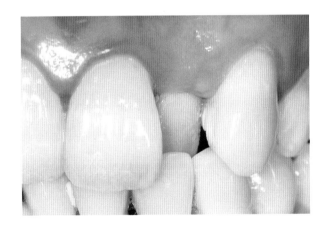 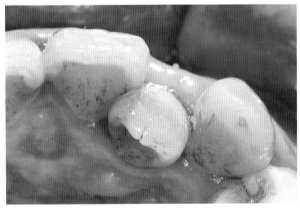

图 1-63 左上颌侧切牙明显反𬌗
图 1-64 不适于直接贴面修复

图 1-63　　图 1-64

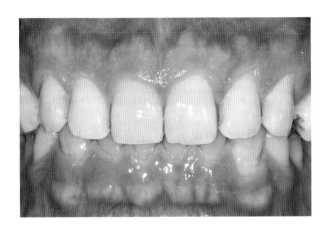
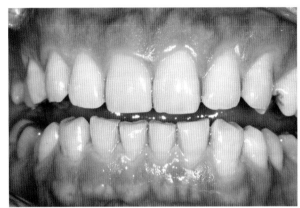
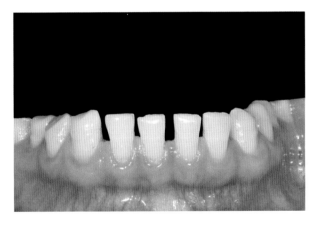
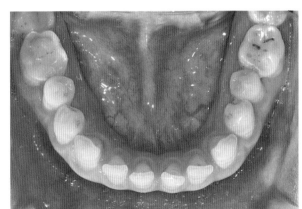

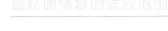

图 1-65

图 1-66

图 1-67

图 1-68

图 1-65　严重深覆𬌗
图 1-66　下颌前牙不适于直接贴面修复，如整体抬高咬合则可行
　　　　　贴面修复
图 1-67　右下颌前磨牙异常磨耗面
图 1-68　右下颌前磨牙不适于直接瓷贴面修复

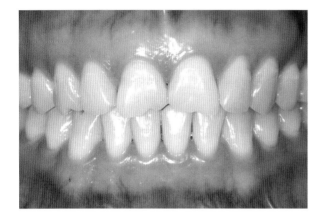

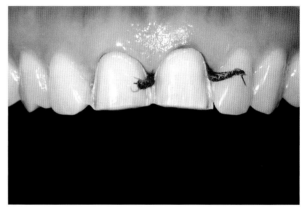

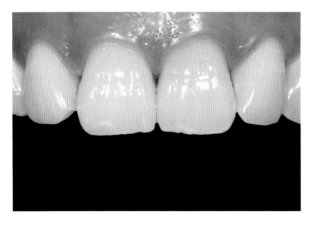

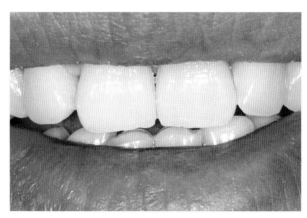

图 1-69　　　　图 1-70

图 1-71　　　　图 1-72

病例实战 11（完成时间：2004 年）

图 1-69　上颌中切牙由于排列不齐造成异常磨耗，患者希望直接修复。
　　　　　考虑到异常咬合可能造成的风险，建议患者首先进行正畸治
　　　　　疗，纠正牙齿排列缺陷后，开始贴面修复
图 1-70　双侧上颌中切牙贴面预备后
图 1-71　瓷贴面修复后（上颌前牙正面观）
图 1-72　瓷贴面修复后（口唇像）

第三节　微创瓷贴面的适应范围

标准瓷贴面可以获得很好的治疗效果，但常规仍需要进行一定量的牙体预备。随着材料和技术的不断进步，很多学者不断尝试更新微创的修复形式。

目前学术界对这类前牙微创瓷修复体还没有统一规范的命名，比较常用的命名包括："微创贴面"、"超薄贴面"、"部分贴面"等，在一些情况可以完全不进行牙体预备而完成，则称为"无预备贴面"；还有一些机构推出各种自己命名的商品名，使本就不清晰的概念变得更加容易混淆。

本书后文统一使用"微创贴面"代指这类修复体。传统标准瓷贴面修复体主体部分厚度为 0.7~0.8mm，当主体厚度减小为 0.3~0.5mm 时，即可称为"微创贴面"。

目前学术界对于超薄瓷贴面修复并没有公认的适应证描述，学者们普遍认为超薄瓷贴面类修复体与标准瓷贴面适应证基本接近并且更加局限。本节首先探讨微创瓷贴面的适应范围，其他关于微创瓷贴面的特殊处理要求在后面章节中也将不断探讨。

一、外部空间的概念

牙体预备的目的是为修复体创造适宜的空间。

在一般情况下，我们都需要对天然牙进行磨削、预备，才能够获得修复体厚度所需的空间，也就是说大部分情况下修复体需要占据天然牙的内部空间。

在有一些情况下，比如天然牙的牙齿体积不足的情况，修复体可以完全、或者部分的利用牙体组织以外的空间，这样就不必以创造空间为目的对天然牙进行过多的磨削，有时甚至可以完全不用磨削、预备天然牙。这种情况下，我们可以说修复体占据的是部分、或者完全的"外部空间"，因而不需要侵占天然牙的"内部空间"。

传统的标准瓷贴面的主体厚度为 0.7~0.8mm，在进行制作标准瓷贴面修复的常规情况下，需要通过对天然牙的磨削、预备，才能够获得修复体厚度所需要的 0.7~0.8mm 空间。

而当我们有意识、有能力制作 0.3~0.5mm 厚度的微创修复体时，首先需要留给修复体的空间相对较小，并且很多时候部分的、或者完全的利用天然牙以外的"外部空间"是具有可行性的，这就给制作微创甚至无预备瓷贴面创造了机会。

最有可能进行微创或无预备瓷贴面的情况包括以下几种：

1. 牙齿体积不足，如牙间隙、过小牙等（图 1-73~ 图 1-100）。

2. 天然牙长轴略偏向舌腭侧（图 1-101~ 图 1-106）。

3. 单纯整体改善颜色效果（图 1-107~ 图 1-132）。

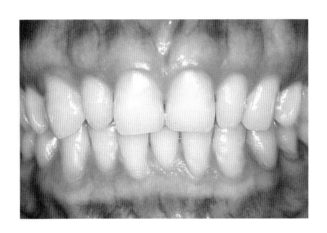

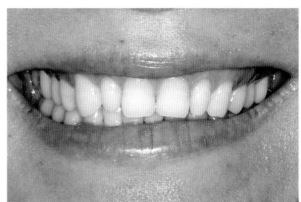

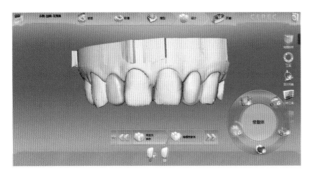

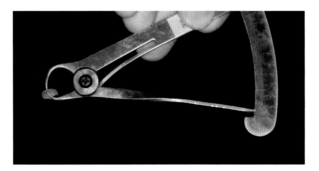

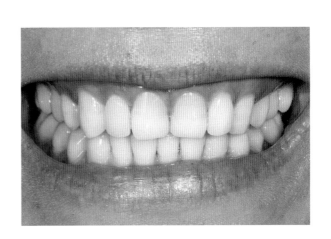

图 1-73 图 1-74 图 1-77 图 1-78

病例实战 12（完成时间：2014 年）

图 1-73 双侧上颌侧切牙过小牙
图 1-74 希望以微创方式改善美观
图 1-75 CEREC 制作双侧上颌侧切牙无预备瓷贴面
图 1-76 CAD/CAM 制作完成的瓷贴面厚度为 0.4mm
图 1-77 无预备瓷贴面在口内试戴
图 1-78 无预备瓷贴面修复完成

图 1-75 图 1-76

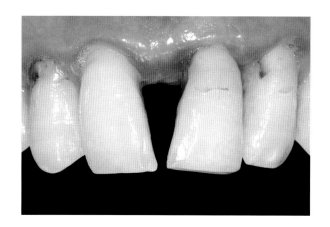

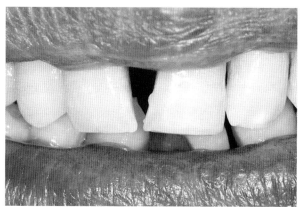

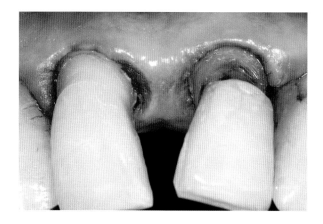

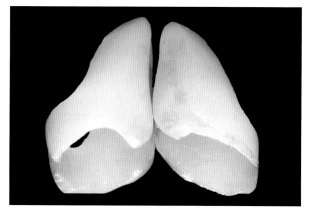

病例实战 13（完成时间：2008 年）

图 1-79　老年患者，前牙间隙，因怀疑"露财"要求治疗
图 1-80　美学要求不高，但希望尽量少的"磨牙"
图 1-81　去除树脂充填体，微量备牙
图 1-82　部分瓷贴面修复体
图 1-83　部分瓷贴粘接后，完全关闭牙间隙，可见修复体与天然牙的过渡间隙
图 1-84　微创部分瓷贴面的修复效果完全满足了患者的美学需求、微创需求，获得了成功的修复效果

図 1-79　図 1-80

図 1-83

図 1-81　図 1-82

図 1-84

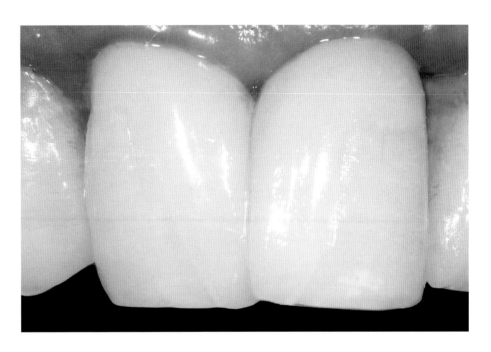

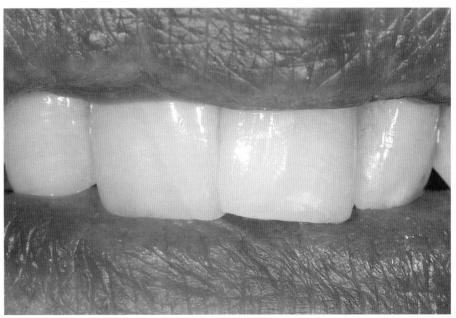

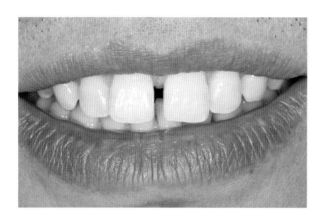

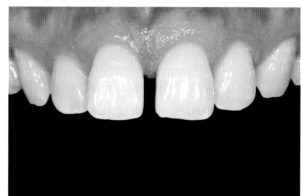

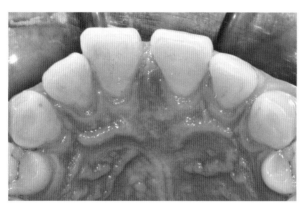

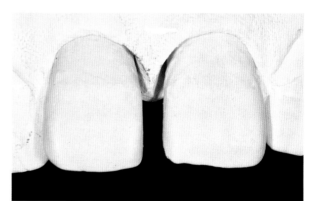

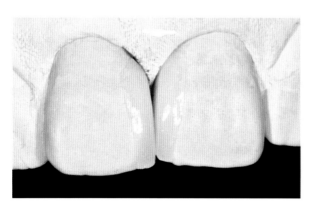

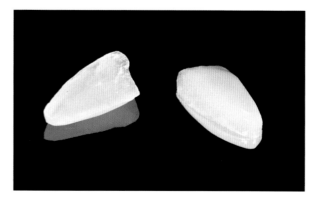

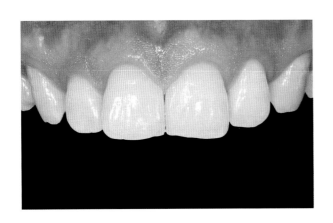
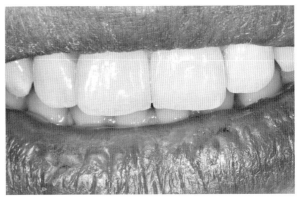

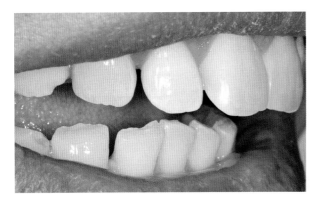
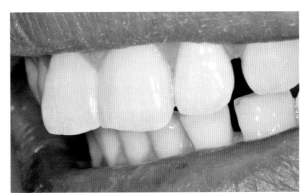

| 图 1-85 | 图 1-86 | 图 1-91 | 图 1-92 |

| 图 1-87 | 图 1-88 | 图 1-93 | 图 1-94 |

| 图 1-89 | 图 1-90 |

病例实战 14（完成时间：2009 年）

图 1-85　上颌中切牙散在间隙
图 1-86　希望采用微创修复关闭间隙
图 1-87　上颌前牙散在间隙
图 1-88　翻制可抽插代型
图 1-89　烤瓷部分贴面
图 1-90　烤瓷部分贴面完成后
图 1-91　上颌中切牙部分贴面完成后
图 1-92　上颌中切牙部分贴面完成后
图 1-93　右侧面微笑暴露上颌侧切牙间隙
图 1-94　左侧面微笑暴露上颌侧切牙间隙

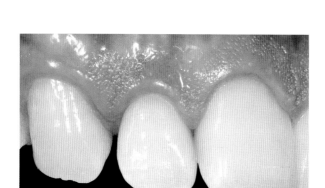

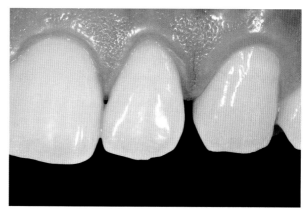

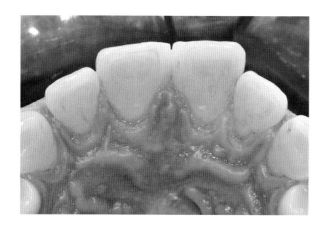

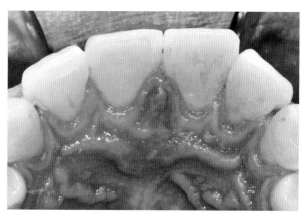

病例实战 14

图 1-95　　12、13 有散在间隙
图 1-96　　22、23 有散在间隙
图 1-97　　上颌侧切牙存在外部修复空间
图 1-98　　上颌侧切牙无预备贴面修复后
图 1-99　　完成上颌前牙区无预备修复（上颌前牙正面像）
图 1-100　　完成上颌前牙区无预备修复（口唇像）

图 1-95　　图 1-96

图 1-99

图 1-97　　图 1-98

图 1-100

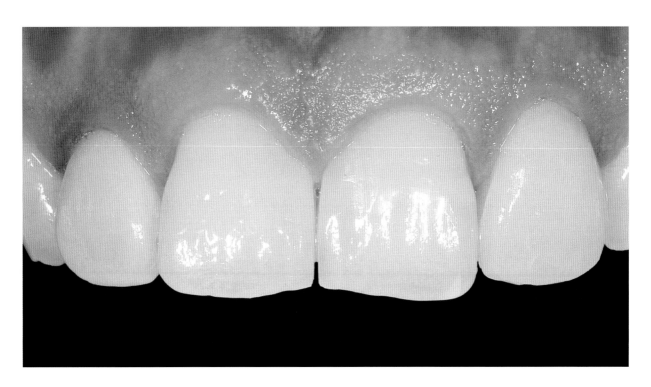

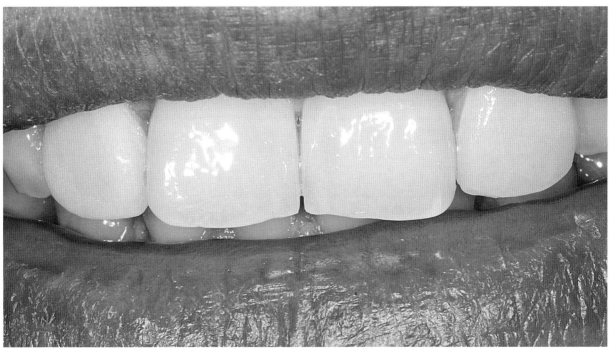

VENEER
from standard
to MI & No
preparation

34

瓷贴面修复技术
——从标准到微创无预备

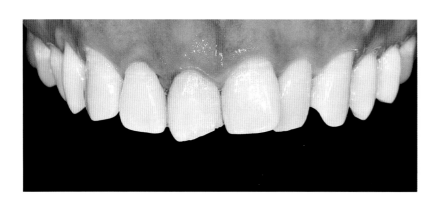

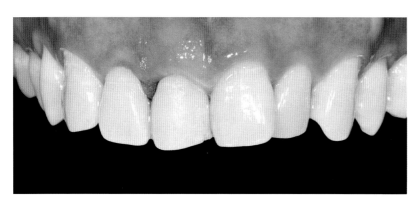

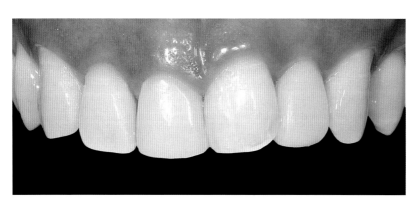

病例实战 15（完成时间：2015 年）

图 1-101　上颌前牙排列不齐，后牙排列关系良好，不能接受正畸
　　　　　治疗
图 1-102　拟针对偏舌倾的上颌前牙进行微创瓷贴面修复
图 1-103　11、22 微量预备瓷贴面修复；21 远中唇面外形调磨后

图 1-101

图 1-102

图 1-103

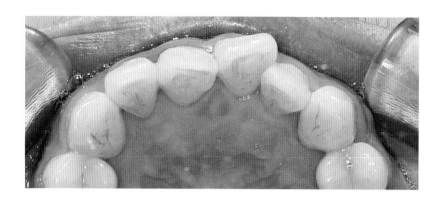

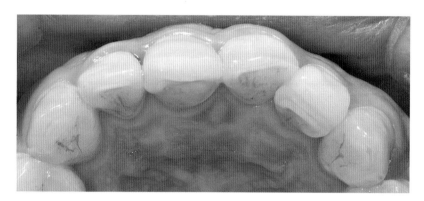

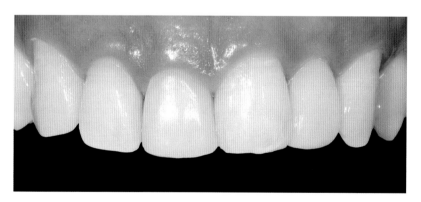

图 1-104

病例实战 15

图 1-104 治疗前上颌前牙弓影像
图 1-105 初步修复后上颌前牙弓影像
图 1-106 21 舌侧树脂充填改善形态后，两种微创治疗形式的结合，
帮助患者以简短、微创的方式获得前牙美学效果的改善。
当然，此治疗方式应仅作为不能接受正畸治疗患者的替代
方案，不应作为首选治疗方案

图 1-105

图 1-106

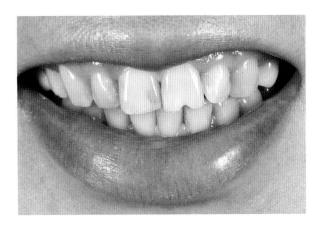
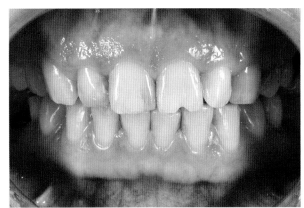
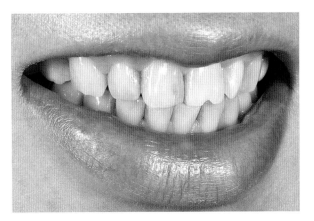
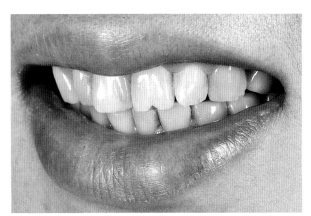
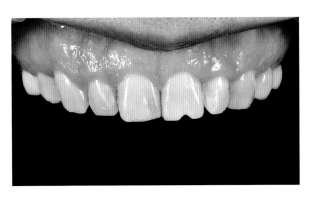
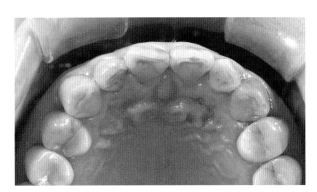

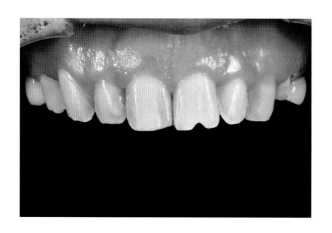

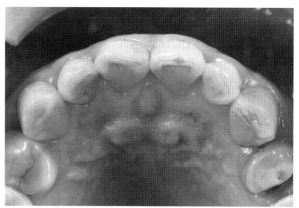

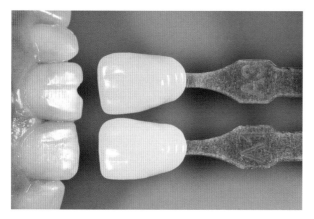

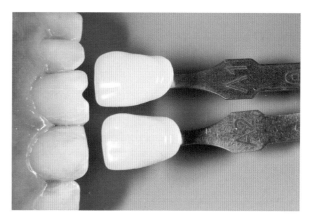

图 1-107   图 1-108   图 1-113   图 1-114

病例实战 16（完成时间：2016 年）

图 1-107   全牙列颜色不佳（口唇微笑像）
图 1-108   全牙列颜色不佳（全牙列咬合像）
图 1-109   全牙列颜色不佳（右侧微笑像）
图 1-110   全牙列颜色不佳（左侧微笑像）
图 1-111   排列基本正常（唇面观）
图 1-112   排列基本正常（切端观）
图 1-113   微创预备（唇面观）
图 1-114   微创预备（切端观）
图 1-115   基本颜色接近 A3.5
图 1-116   基牙漂白后颜色接近 A2

图 1-109   图 1-110   图 1-115   图 1-116

图 1-111   图 1-112

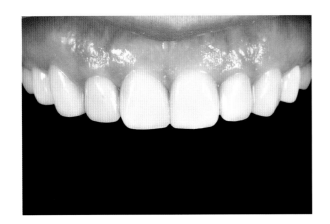

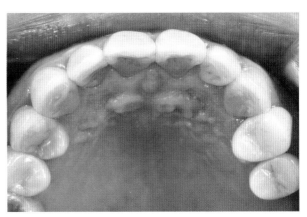

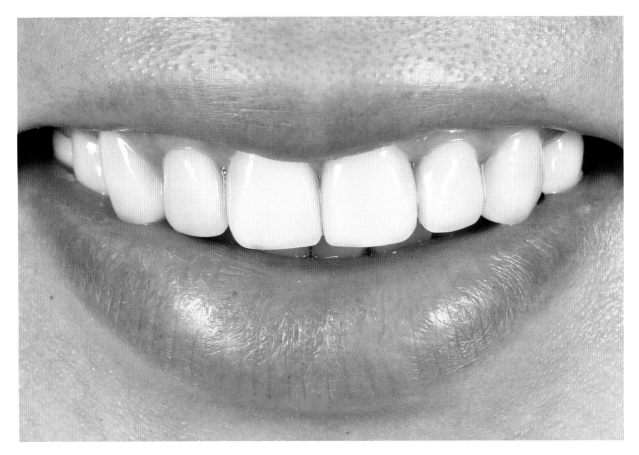

病例实战 16

图 1-117　微创贴面修复后（上颌前牙正面像）
图 1-118　微创贴面修复后（切端观）
图 1-119　微创贴面修复后（口唇微笑像）

图 1-117　　图 1-118

图 1-119

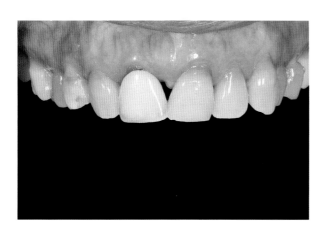
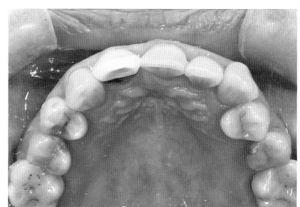
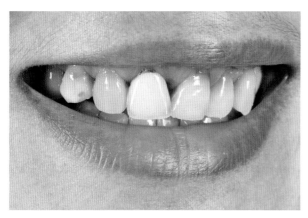
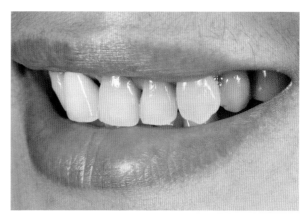

病例实战 17（完成时间：2016 年）

图 1-120　全牙列颜色不佳

图 1-121　前牙排列不齐，上颌中切牙缺失，
　　　　　侧切牙移位改形为中切牙

图 1-122　微笑美学效果欠佳，不能接受正畸
　　　　　治疗

图 1-123　微笑美学效果欠佳，希望采用微创
　　　　　修复方式改善美学效果

图 1-120	图 1-121
图 1-122	图 1-123

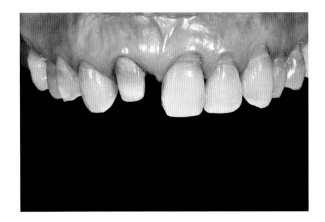
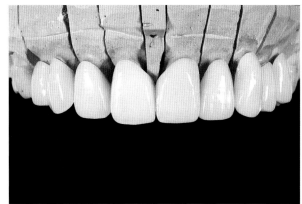

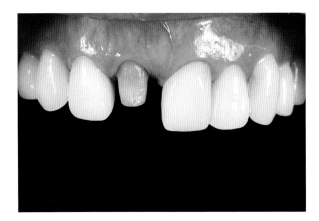
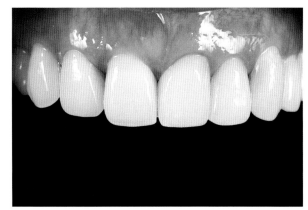

病例实战 17

图 1-124　11 全瓷冠牙体预备，余牙微量贴面预备
图 1-125　修复体制作完成
图 1-126　贴面试戴后
图 1-127　贴面及全瓷冠共同试戴

图 1-124　　图 1-125

图 1-126　　图 1-127

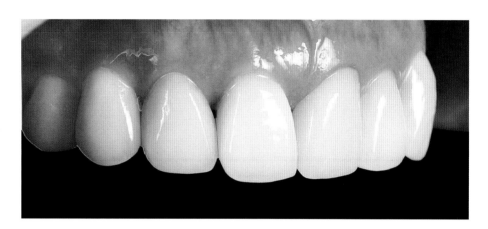

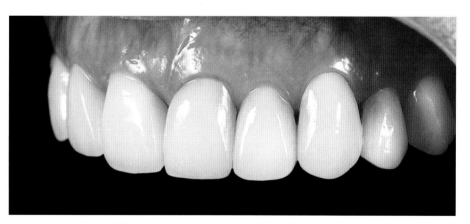

<table>
<tr><td>图 1-128</td></tr>
</table>

病例实战 17

图 **1-128** 粘接完成后（右侧上颌前牙像）
图 **1-129** 粘接完成后（左侧上颌前牙像）

图 1-129

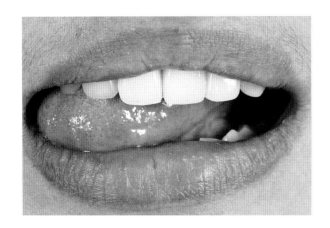

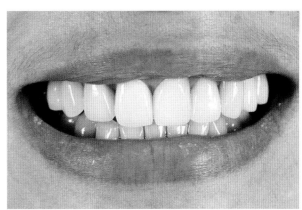

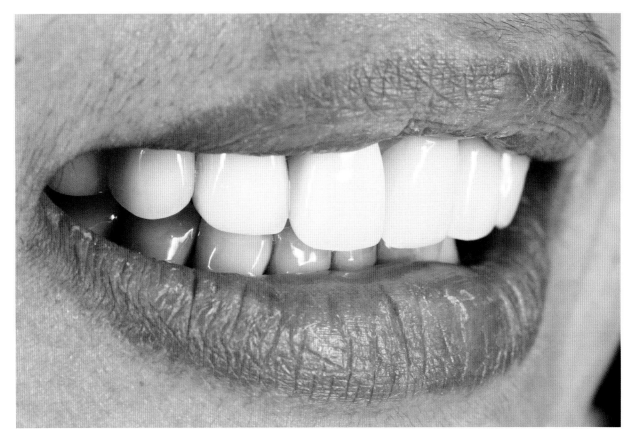

图 1-130

图 1-131

图 1-132

病例实战 17

图 1-130　上颌前牙微创修复后（正面口唇像）
图 1-131　上颌前牙微创修复后（正面微笑像）
图 1-132　上颌前牙微创修复后（侧面微笑像）

二、微创瓷贴面的局限性

经过数年的探索和发展，微创瓷贴面已经被越来越多的医师所接受。微创瓷贴面的优势和局限性都非常明显。

临床医师必须清楚的认识微创瓷贴面的优势和局限性，根据患者美学缺陷和要求决定是否适合应用微创瓷贴面，以及是否存在足够的"可利用的、牙齿以外的修复空间"，来决定是否需要进行"牙体预备"。在可能的情况下，提供能够满足患者要求的、能够保证长期治疗效果的、同时最微创的治疗方案，应成为我们制订治疗方案时的指导思想。

微创瓷贴面的优势非常明显，包括：

1. 减少牙体预备量、甚至达到完全无预备，可以减少、或者避免破坏原有天然牙体组织的机械性能。

2. 由于最大限度地保存了原有牙体组织，治疗中完全不需要麻醉，减轻或基本消除术后敏感。

3. 保留更大量、更强大的釉质，可增强粘接性能，更有效的保证修复的长期成功。

4. 由于治疗过程相对可逆，舒适程度高，容易被患者接受。

微创瓷贴面同样存在一些局限性，在不适当的情况下应用，或者操作方法不适当，也会带来更多的风险，包括：

1. 微创瓷贴面通常厚度较小，因此修复体的通透性较高，容易产生遮色效果不足的问题；如果在修复体厚度不均一的情况下，还可能由于基牙颜色透过程度不同而造成颜色不均匀的效果。因此，把握好适用范围对于微创瓷贴面的应用非常重要。

2. 没有充分的牙体预备，无法为技师创造充足的制作空间，有时难以达到最佳的修复效果。比如颜色表现过于单一，透明性受到限制，并且技师制作时难以获得明确的终止边缘。

3. 尤其是完全不进行牙体预备，常使牙齿形态、突度发生改变，有可能影响患者的感受、唇齿关系、牙龈健康。

4. 如果改变了原有切端长度，可能会影响原有咬合状态，增加远期修复体折裂风险。

三、患者美学缺陷和需求的评估

对于是否可以应用微创瓷贴面修复，应重点考虑的是牙齿美学缺陷的类型和严重程度，以及患者的美学要求高度。

首先需要考虑的是颜色缺陷。

对于牙齿颜色缺陷，如果缺陷轻微，或者患者改变颜色的需求不强，应用超薄瓷贴面进行治疗就能达到令患者满意的修复效果（图 1-133~ 图 1-144）。

但是如果牙齿颜色缺陷明显，而患者的美学需求又很高，采用这类修复体就有可能无法达到患者较高的美学需求，治疗就会存在很大风险。

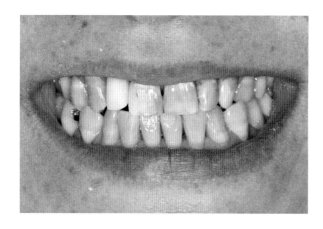
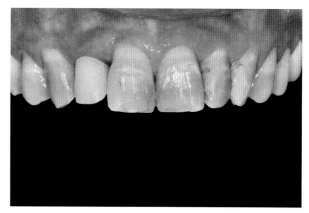
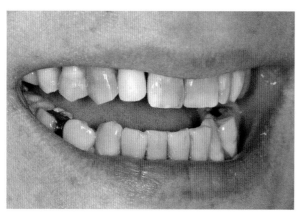
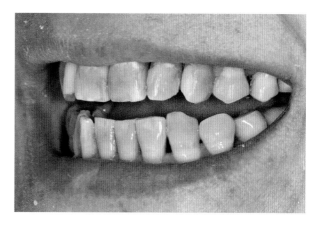

| 图 1-133 | 图 1-134 | 图 1-137 | 图 1-138 |
| 图 1-135 | 图 1-136 | 图 1-139 | 图 1-140 |

病例实战 18（完成时间：2015 年）

图 1-133　全口牙列颜色缺陷明显
图 1-134　希望采用最微创的治疗方式，获得美学效果的改善
图 1-135　与患者充分沟通，决定采用极微量牙体预备的原则进
　　　　　行上颌前牙瓷贴面修复（右上颌侧切牙为全瓷冠修复）
图 1-136　下颌前牙决定采用漂白治疗方式改善颜色。对于存在
　　　　　的轻微反𬌗与对刃等咬合问题，决定在修复后进行调
　　　　　𬌗改善
图 1-137　完成的微创瓷贴面修复体
图 1-138　修复体厚度为 0.4~0.5mm
图 1-139　下颌前牙原始颜色 4R2.5
图 1-140　漂白治疗后颜色 2R1.5

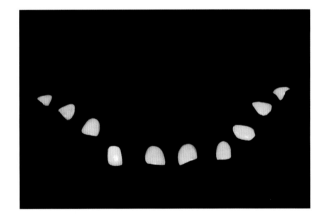

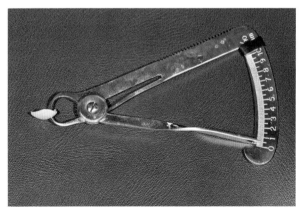

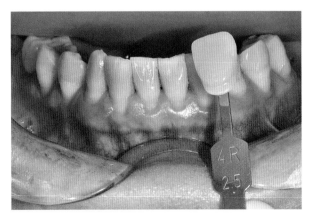

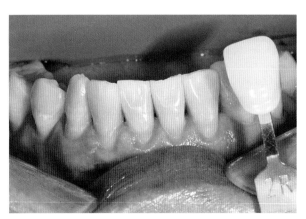

VENEER
from standard
to MI & No
preparation
瓷贴面修复技术
——从标准到微创无预备
46

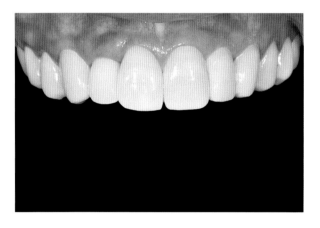
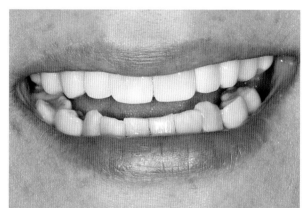
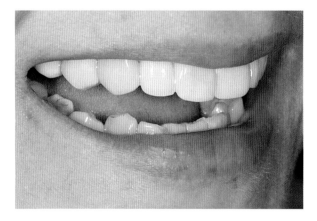
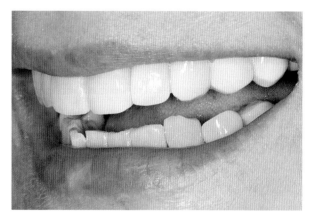

病例实战 18

图 1-141　上颌前牙修复体粘接后
图 1-142　微创修复治疗后（正面微笑像）
图 1-143　微创修复治疗后（右侧微笑像）
图 1-144　微创修复治疗后（左侧微笑像）

| 图 1-141 | 图 1-142 |
| 图 1-143 | 图 1-144 |

颜色改善效果是评价贴面类修复体最终修复效果的重要因素之一，即便在传统贴面修复中，颜色不满意或颜色稳定性不佳也是修复失败的重要因素。

因此，临床医师非常需要在贴面修复前能够掌握颜色效果的预期，尤其是在微创贴面修复前，这会更加有意义。

McLaren 等人曾经基于前牙瓷粘接修复的临床经验提出：玻璃陶瓷贴面厚度每增加 0.3mm，可使修复后明度提高一个色阶。而微创瓷贴面类修复体的厚度范围通常在 0.3~0.5mm，甚至在 0.3mm 以下。修复体厚度改变空间的缺乏，决定了微创瓷贴面修复体通过自身颜色达到最终颜色改善的能力并不强，甚至可以说比较弱。

而且，贴面修复的颜色效果是一个复杂的问题。贴面修复体透光性较强，其最终颜色效果除了受修复体本身颜色的影响外，还会受到基牙的颜色、粘接剂的颜色以及修复体厚度等多个方面影响。

同时，由于微创瓷贴面修复体的厚度较小，其颜色改善能力又受基牙颜色影响极大。Farhan 等的体外研究发现，对于基色 A1 和 A4 的瓷片，0.4mm 厚度的铸瓷贴面遮色效果存在显著差异。

通过标准试件的比较，我们可以直观的观察基牙颜色对修复后颜色效果的影响，也可以对临床选择贴面修复体的厚度起到指导作用（图 1-145，图 1-146）。

总体来说，对于基牙颜色基本正常或无明显颜色改善需求的病例，微创瓷贴面的效果较好；对于颜色改善需求较高的病例（如死髓变色牙、四环素牙），微创瓷贴面的颜色改善效果往往不令人满意。

一部分学者建议使用遮色粘接树脂来解决基牙颜色过深的问题。但超薄瓷贴面类修复体厚度并非均一，不同厚度的粘接剂容易造成最终透光效果的不均一；同时笔者之前的研究也发现，在各品牌粘接系统中，试色糊剂和粘接剂之间存在着颜色和透光率的差异。因此，完全依靠粘接遮色系统解决颜色改善的问题并非十分可靠。

此外，考虑到修复体的透光性、边缘过渡等效果，在条件适宜的情况下，超薄瓷贴面类修复体还应尽量使用透明粘接剂。

还有一部分学者建议增加修复体的遮色能力，比如在应用 CAD/CAM 方式制作修复体时选择使用超白颜色的瓷块，或者采用烤瓷方式制作修复体时使用遮色瓷粉做底层。这样就可以减小对于遮色粘接树脂的依赖，对于粘接后的美学效果更可控。

形态和排列缺陷的程度也是确定治疗方案时需要衡量的因素。

形态或排列缺陷轻微时，有可能通过微量牙体预备甚至不预备的方式调整患牙的形态或排列，应用微创瓷贴面有可能获得较好的修复效果。

反之，如果形态和排列缺陷比较严重，尤其当患牙同时伴有颜色缺陷，应用微创瓷贴面通常不足以非常完美的纠正缺陷。

在此种情况下，为了达到纠正形态或排列缺陷的目的，修复体各部分的厚度可能不一致，其半透明性也就不同，再加上基牙本身的颜色缺陷，就有可能导致修复体粘固后表面视觉效果不协调。

此类情况下，进行一定的牙体预备，努力获得相对均一的修复空间则是更好的选择。

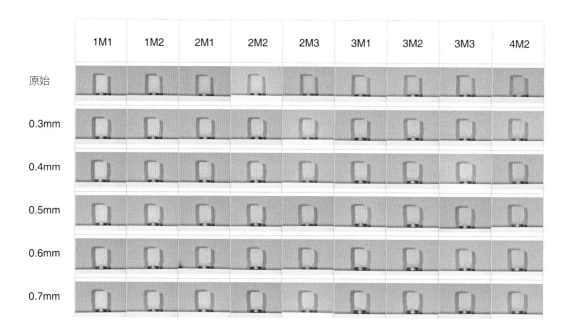

	4M2	3M3	3M2	3M1	2M3	2M2	2M1	1M2	1M1
原始									
0.3mm									
0.4mm									
0.5mm									
0.6mm									
0.7mm									

	1M1	1M2	2M1	2M2	2M3	3M1	3M2	3M3	4M2
原始									
0.3mm									
0.4mm									
0.5mm									
0.6mm									
0.7mm									

图 1-145 不同厚度 0M1 色瓷片覆盖在不同基本颜色瓷块后的颜色效果

图 1-146 不同厚度 1M1 色瓷片覆盖在不同基本颜色瓷块后的颜色效果

图 1-145

图 1-146

四、患者唇齿感受和功能的评估

在确定是否可以应用微创贴面修复时，准确评价是否具有"可利用的、牙齿以外的修复空间"是非常重要的，也就是指在原有牙齿位置与设计目标位置之间是否具有进行修复体制作的空间。

举例来说，与美学设计后的牙齿排列相比，原有牙齿位置更偏向腭侧，那么原有牙齿唇面到设计位置之间的空间则是具有"可利用的、牙齿以外的修复空间"；如果原有切端需要加长，原有切端位置与设计后切端位置之间的距离则是具有"可利用的、牙齿以外的修复空间"。

如果这种"可利用的、牙齿以外的修复空间"天然存在，则有可能减少牙体预备量；如果这种空间存在的量足够，那么完全不进行牙体预备、应用无预备瓷贴面修复也就成为了可能；反之，如果这种空间不存在、或者量不足，则需要进行一定量的牙体预备，获得修复空间。

在制订治疗计划时，需要进行完善的功能和空间诊断与设计。

首先需要对患者进行美学和功能检查，确定是否有向切端加长或向唇侧加厚的必要性和可能性。

通过正面微笑、M 音状态、前伸𬌗和侧方𬌗等评价，可以判断上颌前牙是否应向切端加长、或者可以考虑向切端加长（图 1-147~ 图 1-151）；通过侧面微笑、前牙覆𬌗覆盖、F/V 音状态等评价，可以判断上颌前牙是否应向切端加长 / 唇侧加厚、或者可以考虑向切端加长 / 唇侧加厚（图 1-152~ 图 1-155）。

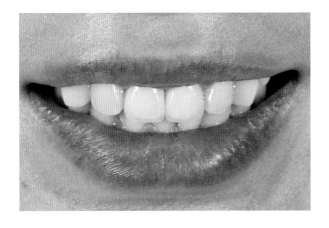
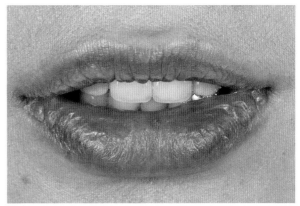

图 1-147　正面微笑评价
图 1-148　M 音状态评价

图 1-147　　图 1-148

VENEER
from standard
to MI & No
preparation

瓷贴面修复技术
——从标准到微创无预备

50

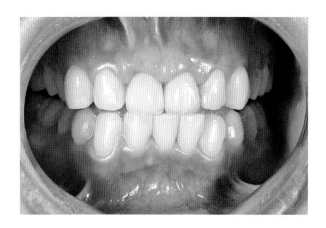

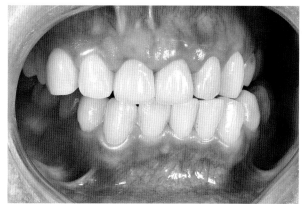

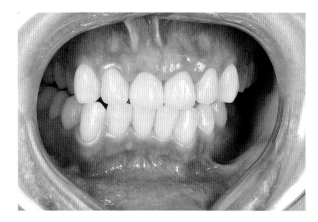

图 1-149 前伸验评价
图 1-150 左侧方验评价
图 1-151 右侧方验评价

图 1-149 图 1-150

图 1-151

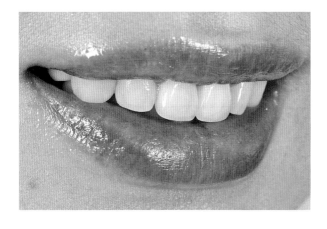

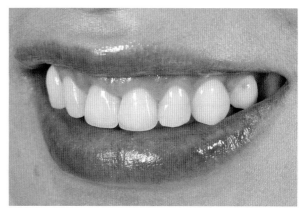

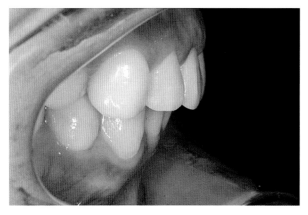

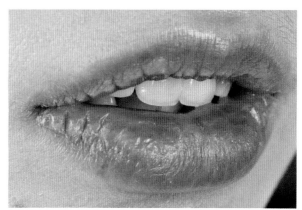

图 1-152

图 1-153

图 1-154

图 1-155

图 1-152　右侧面微笑评价
图 1-153　左侧面微笑评价
图 1-154　前牙覆𬌗覆盖评价
图 1-155　F/V 音状态评价

在充分考虑"可利用的、牙齿以外的修复空间"前提下，就可以利用数字化微笑设计（DSD）、研究模型、诊断蜡型（wax-up）等形象化的表达设计目标。

之后，采用树脂罩面（mock-up）的方式在患者口内真实的表达是非常重要的，这个阶段不仅是美学效果的确认，同时也是让患者对口唇感受进行确认。

由于占用了天然牙的"外部空间"，在 mock-up 之后大部分患者都会感觉到口唇的凸起与不适感。患者能否适应、是否愿意适应这种感受，将直接影响修复的成功与否。

当患者可以接受 mock-up 的美学效果和口唇感受，我们就可以以此为美学目标，通过正式修复体的制作复制这一效果，或者按照患者的要求进行微量调整（图 1-156~ 图 1-159）。

也有一些患者会对 mock-up 的效果提出自己的调整意见，此时，可以向患者解释我们设计的思路、意义，也可以按照患者的要求进行调整，直至达到患者满意，再将调整后的状态制取印模保留下来，当作修复目标。

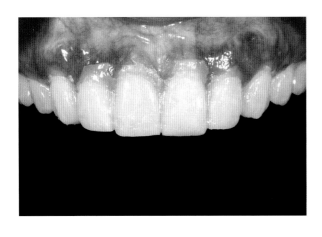
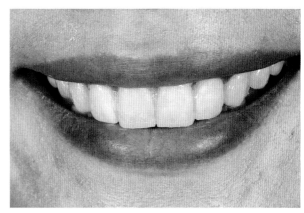

病例实战 19（完成时间：2016 年）

图 1-156　mock-up 效果
图 1-157　下唇感受上颌前牙略长
图 1-158　微创烤瓷贴面，正式修复体切缘长度较 mock-up 微量缩短
图 1-159　微创烤瓷贴面获得了患者满意的美学效果和口唇感受

图 1-158

图 1-156　　图 1-157　　图 1-159

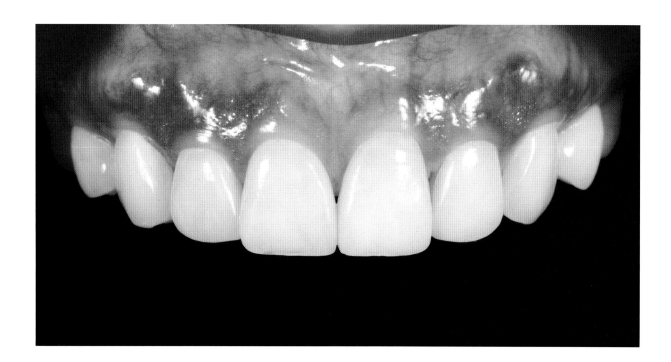

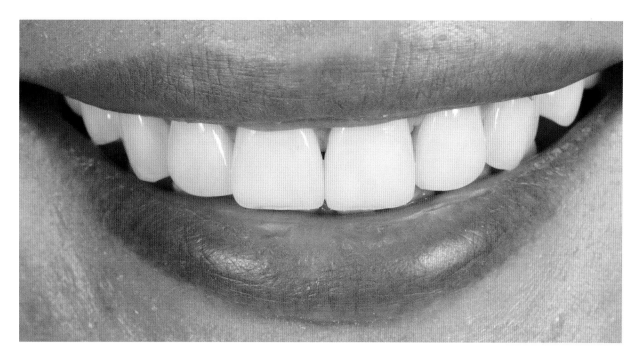

有时为了获得比较明显的美学改善，我们需要对前牙的长度、轴向进行比较明显的调整，此时可能很难在很短时间内确定患者是否可以接受这种改变。因此，可以将 mock-up 修整成为可以较长期戴用的临时修复体，令患者更长时间的戴用、体会，以确定是否可以接受我们设计的治疗效果。这个过程可以称为微笑体验（travel smile）。

一般经过 1~2 周的体会后，患者的口唇会对新的修复体形态逐渐适应，如果仍有不良感受，我们可以进行适当调磨。当患者从美观、功能以及主观感受等方面均能够接受之后，再进行永久修复才是安全的（图 1-160~ 图 1-162）。

数字化微笑设计（DSD）、研究模型、诊断蜡型（wax-up）、树脂罩面（mock-up）、微笑体验（travel smile）是一个系列的诊断、设计流程。我们需要根据不同患者的状态、需求以及心理状态，决定需要进行到哪一层次的工作。

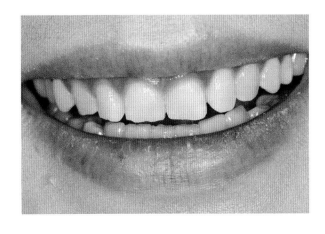
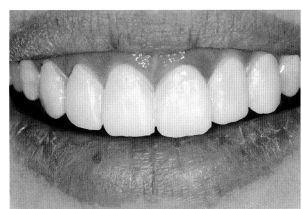

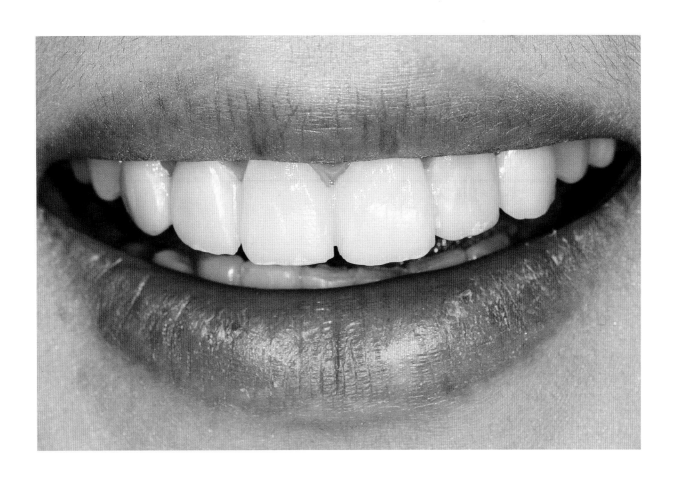

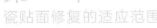

图 1-160   上颌前牙长度不足
图 1-161   mock-up 加长、加突上颌前牙后，下唇明显不适。
            对 mock-up 进行调整，形成临时修复体，进行 travel
            smile 微笑体验
图 1-162   travel smile 微笑体验 2 周后，下唇形态明显改善，
            但仍感觉上 - 前牙略长。经过调整，患者接受美学效
            果和口唇感受，开始正式修复

图 1-162

图 1-160   图 1-161

第二章　瓷贴面修复的牙体预备

牙体预备通常被当作瓷贴面修复临床技术中最基本的一项，实际上瓷贴面的牙体预备临床操作非常简单，至少比全冠预备明显简单。

瓷贴面牙体预备以唇侧为主，有时会包含切端和邻面，极少数包含舌侧，因此操作比全冠预备便利得多，绝大多数情况下可以直视完成；瓷贴面修复的牙体预备绝对量也明显少于全冠牙体预备，不仅患者感觉更舒适，临床医师也感觉更轻松，尤其是微创预备、甚至是无预备，临床医师的具体操作实际上是非常轻松的。

真正具有难度的，还是对临床适应证的把握、适合病例的选择、术前的诊断和设计。

需要强调的是，瓷贴面修复体的牙体预备一定要在治疗目标确定无误的基础上进行，而不是在天然牙的基础上盲目的操作。

本章将首先结合笔者推荐的车针系统，向大家简要介绍各类型标准瓷贴面的预备流程，之后讨论一些特殊情况下的牙体预备方法，以及微创牙体预备的方法和需要注意的事项。

其他未尽牙体预备细节，可参考《美学修复牙体预备》（口腔美学修复实用教程）。

第一节　全瓷修复预备套装简介

牙体预备需要用到各类车针，每位医师可能都有自己的习惯。选择车针的正确性并不唯一，只要车针选择原则正确，应用方法正确，不必强求所有医师采用完全相同的车针系统进行牙体预备。

为了方便初学者学习牙体预备，很多专家根据自己的习惯选定了"车针套装"。没有足够临床经验的医师可以选择相应的"专家套装"进行学习，具有临床经验的医师可以参考"专家套装"思考自己的临床操作是否有进一步提高的可能性。

德国固美公司（Komet，Germany）是一家历史悠久的老牌高端临床车针专业提供商，为国际上众多的专家、教授生产了"专家套装"。德国固美公司在 2014 年推出了笔者的"全瓷牙体预备专家套装"，在 2015 年又和德国美容牙科学会前主席 Prof. Dr. Wahlmann 一起共同推出了"微创瓷贴面牙体预备专家套装"和"全瓷冠牙体预备专家套装"。

以下首先以 2014 年的"全瓷牙体预备专家套装"为例，向大家介绍全瓷修复中常用到的车针类型（图 2-1）。

图 2-1　德国固美公司于 2014 年推出的"全瓷美学修复套装"
图 2-2　三段式横向定位车针
图 2-3　一段式横向定位车针
图 2-4　横向定位牙体预备后
图 2-5　纵向定位牙体预备车针

| 图 2-2 | 图 2-3 |
| 图 2-1 | 图 2-4 | 图 2-5 |

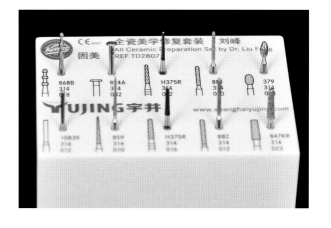

一、定位车针

实现精确的牙体预备量，仅靠"谨慎"的操作技术是很难的，定位车针对于没有足够临床经验的医师是非常有意义的工具，可以使牙体预备量更容易达到"精确"。

专用的定位车针通常指横向定位车针，包括三段式横向定位车针、一段式横向定位车针等许多种类（图2-2，图2-3）。

由于横向定位车针中心为无砂粒的光滑轴柄，不具备切割能力，因此，横向定位车针的最大径到中心杆之间的厚度，就是定位沟形成的深度，也就是定位出来的预备深度，以此我们可以限制、标定牙体预备的精确厚度（图2-4）。

当不具备专用的横向定位车针时，也可以采用纵向定位车针法标定牙体预备量。

如果清楚所使用的车针的直径，当我们将车针全部或者一半切入牙体组织，就可以知道车针切入牙体组织的量，也就是标定了牙体预备的深度。因此，我们完全可以采用轴面预备车针当作纵向定位车针，标定好预备深度后，再进行整体预备（图2-5）。需要注意的是，只有不带锥度的柱形车针才可以作为纵向定位车针。

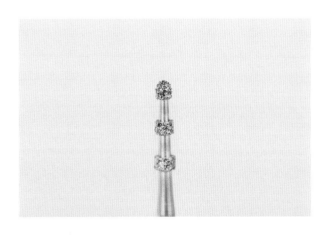
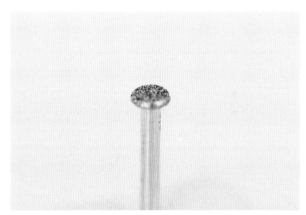
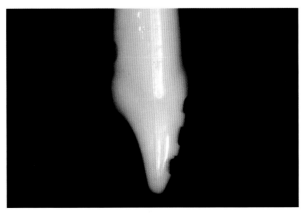
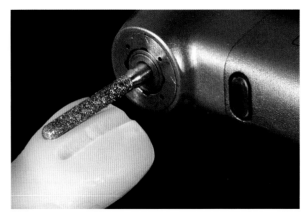

二、轴面预备车针

轴面预备车针是最常规应用的车针类型，根据是否带有锥度，分为锥形车针和柱形车针两类。

在日常工作中，笔者更倾向于选择柱形车针，主要有以下两个原因：

1. 更容易控制聚合角度，不容易形成聚合角度过大的不良预备体。

2. 柱形车针可以兼作纵向定位车针，有利于灵活控制牙体预备量。

选择轴面预备车针的直径时，需要根据预备空间的局限性确定适合的直径。在预备唇面等自由度很大的位置时，可选择直径较大的车针，易形成平坦均一的表面；在预备接近邻面、颈缘等空间比较局限的位置时，应选择直径较小的车针；在进行邻面分离时，更应选择很小直径的车针，以避免损伤邻牙（图2-6~图2-8）。

选择轴面预备车针的类型时，还要考虑需要形成的预备体边缘形式，不同顶端形态的车针会形成不同类型的边缘形态（图2-9）。现阶段全瓷修复通常需要的是深度不同的浅凹形边缘，因此，我们选择车针时应选择顶端为球形的类型。

图 2-6　直径 1.2mm 轴面预备车针
图 2-7　直径 1.0mm 轴面预备车针
图 2-8　分离邻牙的轴面预备车针
图 2-9　不同形式的边缘类型

图 2-6　图 2-7　图 2-8

图 2-9

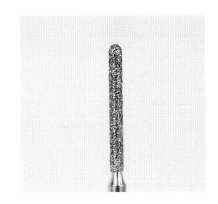
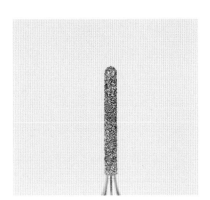
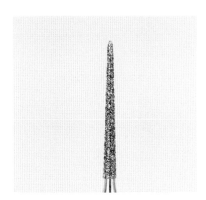

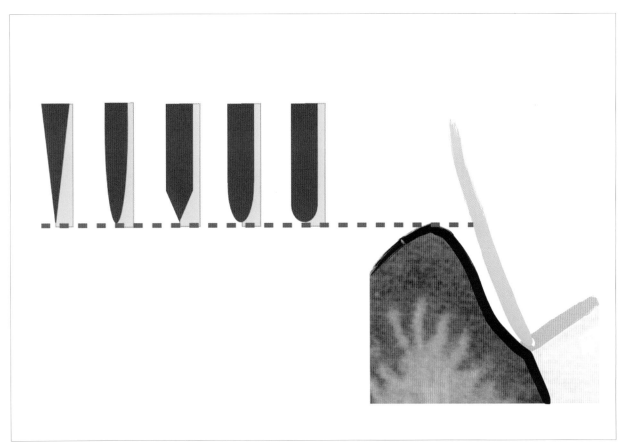

三、舌粭面预备车针

在全瓷冠修复中需要考虑舌粭面的预备。

舌面预备建议采用橄榄型车针（图2-10，图2-11）；粭面预备可采用带有一定锥度的短粗圆柱形车针（图2-12，图2-13）。

在后牙临床冠过短、基牙轴壁可以提供的机械固位力不足时，还可以采用短粗圆柱形车针形成钉洞型固位形态（图2-14，图2-15）。在全瓷修复中需要注意适当扩大钉洞的直径，一般需要达到 2.5mm 直径，方可保证修复体自身的强度。

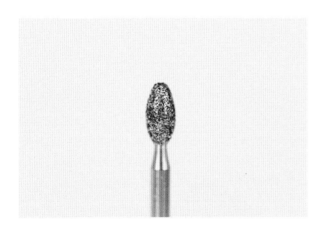

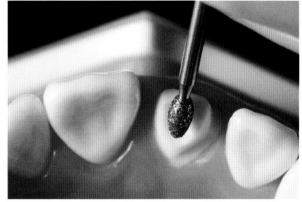

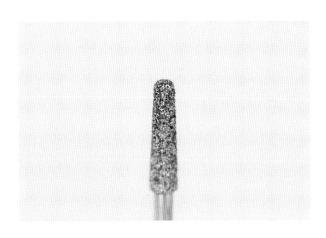

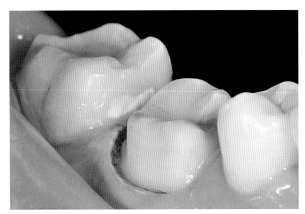

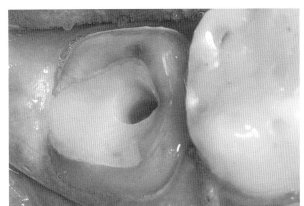

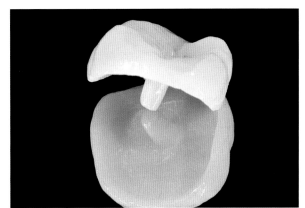

	图 2-12	图 2-13	图 2-10　舌面预备车针

图 2-10　舌面预备车针
图 2-11　舌侧预备
图 2-12　𬌗面预备车针
图 2-13　𬌗面预备
图 2-14　钉洞固位体
图 2-15　带固位形态的修复体

图 2-10	图 2-11	图 2-14	图 2-15

四、精修抛光车针

牙体预备大体完成后，需要进行精修和抛光。

精修可以选择与牙体预备所用车针同型号的细砂粒金刚砂车针，抛光则最好选择钨钢抛光车针（图2-16，图2-17）。

钨钢抛光车针可以获得非常好的抛光效果，但也曾有学者怀疑精细的基牙抛光会降低修复体的粘接能力。不过已有很多研究证明，由于目前的全瓷粘接均建议采用树脂粘接，精细抛光不会对基牙树脂粘接的强度造成不良影响。

而精细抛光可以增加印模的准确性、减小模型的磨损磨耗、减少基牙的菌斑色素聚集，因此，笔者建议对预备体进行良好的抛光处理。

肩台精修抛光车针也是牙冠修复中有可能用到的一只车针（图2-18）。当希望形成较宽的龈下肩台时，采用顶端为球形的车针直接预备会在肩台外缘形成明显的"菲边"形态，这会影响边缘的强度、易造成模型边缘的损坏、降低修复体的边缘的准确性，因此需要利用肩台修整抛光车针将这种"菲边"修整掉（图2-19）。

图2-16　轴面抛光车针（最大直径1.6mm）
图2-17　轴面抛光车针（最大直径1.0mm）
图2-18　肩台精修抛光车针
图2-19　肩台精修的效果

图 2-16

图 2-17

图 2-18

图 2-19

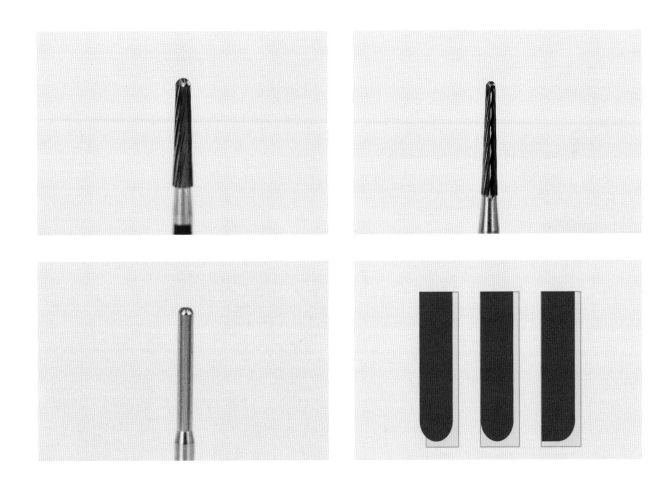

第二节　标准贴面预备的基本流程和特殊处理

　　瓷贴面的预备具有很大的灵活性，本节首先介绍标准瓷贴面预备的基本流程，可作为初学者学习的基本指导。后文再对预备中可能存在的各种问题加以探讨。

一、根据切端预备形式定义的三个类型

　　经典理论中，把瓷贴面预备形式分为开窗式、对接式和包绕式三个类型。

　　这三种类型是瓷贴面分类的重要标志，但不是全部，因为其仅仅考虑了切端预备形式的区别。

　　以下简要介绍这三类瓷贴面牙体预备的基本流程。

二、开窗式瓷贴面牙体预备的基本流程

　　1. 唇面定位　建议采用横向定位车针，通常需在颈部、中部和切端形成 3 条横向定位沟；标准瓷贴面预备的空间要求是颈部 0.5mm、主体部分 0.7~0.8mm。

　　进行唇面定位时深度均可采用 0.5mm，定位后可用铅笔在沟底画线，为后续预备做出标志（图 2-20~图 2-22）。

　　2. 唇面预备　建议采用直径较大的轴面预备车针（直径 1.2mm）进行唇面预备。

　　磨除定位标志以上的唇面牙体组织；在颈部不再进一步磨除牙体组织，在中部至切端部分，可进一步少量磨除牙体组织，形成正确的唇面形态，同时使牙体预备量达到修复体需要的 0.7~0.8mm（图 2-23，图 2-24）。

　　3. 边缘预备　为了避免损伤邻牙、牙龈等组织，建议采用较细直径的车针进行边缘预备（直径 1.0mm）；为了形成浅凹形边缘，建议采用圆球形顶端形态的车针进行边缘预备。

　　从颈缘、到邻面、再到切端，整个边缘形成一条连续的曲线（图 2-25~ 图 2-27）。

　　4. 精修抛光

视频 1

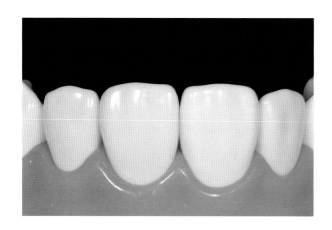

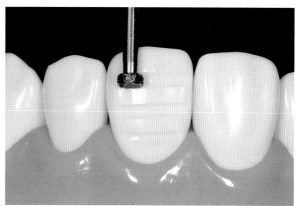

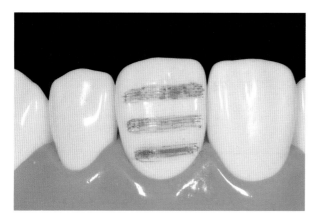

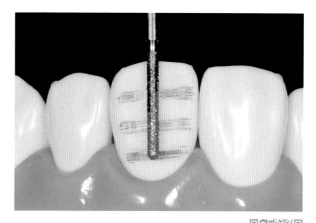

视频 2

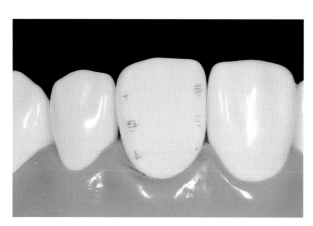

图 2-20　　图 2-21

图 2-22　　图 2-23

图 2-24

图 2-20　原始牙齿
图 2-21　应用横向定位车针
图 2-22　形成横向定位沟后
图 2-23　唇面预备
图 2-24　唇面预备后

视频 3

视频 4

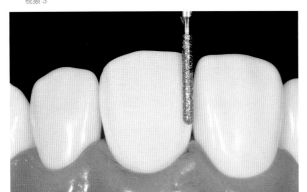

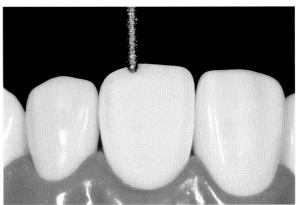

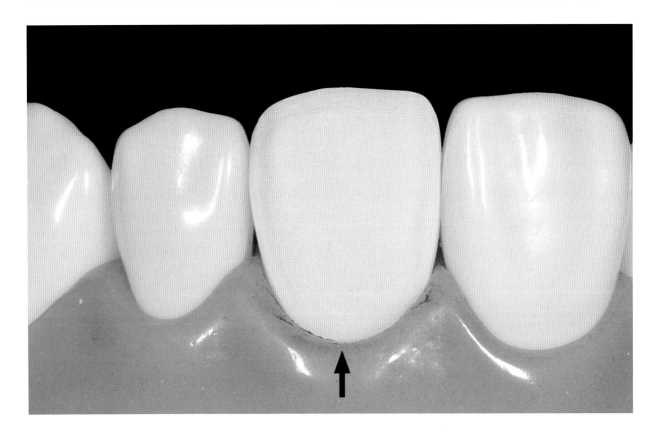

图 2-25   颈缘、邻面边缘预备
图 2-26   切端边缘预备
图 2-27   21 完成开窗式瓷贴面预备

图 2-25   图 2-26

图 2-27

三、对接式瓷贴面牙体预备的基本流程

对接式瓷贴面的预备可以看作是开窗式牙体预备的延续。

在唇面预备基本完成后（图2-28），如果决定进行对接式瓷贴面预备，可以直接继续以下步骤：

1. 切缘定位　对接式牙体预备通常需要磨除 1.5mm 长度的切端牙体组织。

对于已经预备好唇面的基牙，继续采用直径 1.2mm 的车针，在基牙切端的近中、中部、远中三个位置形成定位沟（图2-29，图2-30）。

2. 切缘预备　继续采用直径 1.2mm 的车针，将基牙切端横向磨平，并在修整形态的同时继续微量磨除，达到修复体需要的 1.5mm 预备空间（图2-31，图2-32）。

3. 边缘预备　与开窗式预备相同，建议采用较细直径的（直径 1.0mm）、圆球形顶端形态的车针进行边缘预备。从颈缘到邻面，整个边缘应形成一条连续的曲线（图2-33）。

4. 切外展隙预备　邻面边缘延伸至切端，需要形成与切外展隙相匹配的形态，以利于更好的形成修复体外形（图2-34，2-35）。

5. 精修抛光　需要特别注意的是，切唇线角必须足够圆钝、光滑，不能留有锐利线角，否则容易形成修复体内部的应力集中，造成修复体折裂失败。

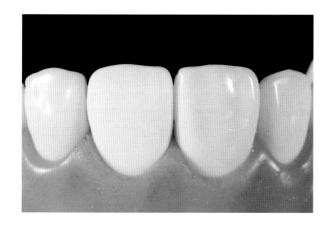
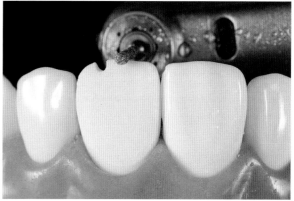

视频 5

图 2-28
图 2-29

图 2-28　唇面预备基本完成
图 2-29　形成切端定位沟

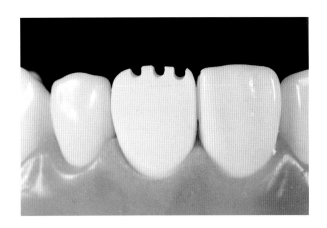
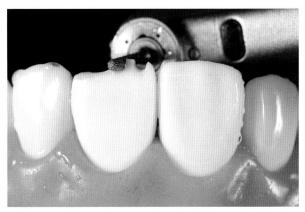
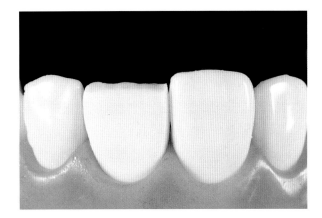
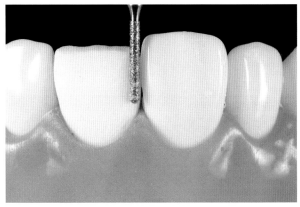

视频 6

图 2-30　形成切端定位沟后
图 2-31　切端预备
图 2-32　切端预备完成后
图 2-33　颈缘、邻面边缘预备

图 2-30　　图 2-31

图 2-32　　图 2-33

视频 7

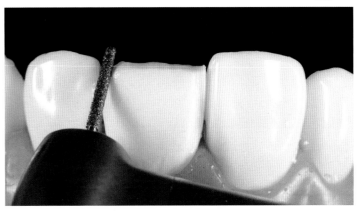

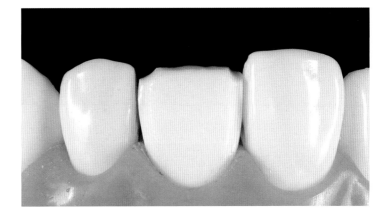

图 2-34

图 2-35

图 2-34 切外展隙预备
图 2-35 初步完成对接式预备

四、包绕式瓷贴面牙体预备的基本流程

包绕式牙体预备可以看作对接式牙体预备的再进一步。

在已经完成的对接式牙体预备基础上，再进行舌侧终止线的预备，就可以获得包绕式牙体预备的效果（图 2-36，图 2-37）。

舌侧终止线的位置通常建议向舌侧延伸 0.5mm 左右即可，过长会造成修复体舌侧翼的折断；还需要注意修复体不要终止在咬合点的位置，否则容易造成修复的失败。

形成舌侧终止线后，需要观察预备后切端剩余牙体组织的厚度和形态，如果剩余牙体组织过于薄弱，则需要进行修整、抛光，否则会影响修复体的制作（图 2-38，图 2-39）。

原则上，切端不具有足够厚度的基牙，应考虑开窗式或对接式牙体预备，不建议进行包绕式牙体预备。

视频 8

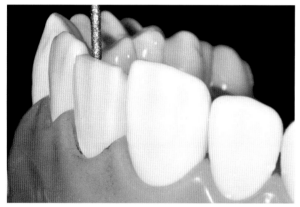
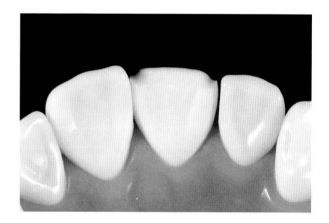
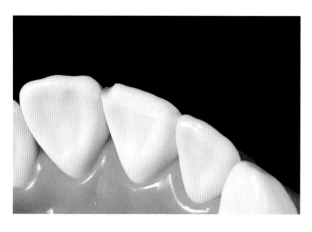
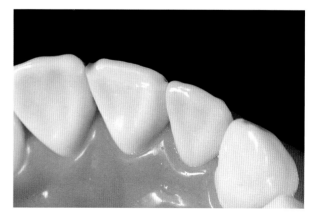

五、牙体预备中的特殊处理

掌握了上述三种类型标准瓷贴面牙体预备的基本流程，可以基本完成瓷贴面的预备工作。在此之后，还需要了解一些问题的特殊处理方式，使牙体预备和修复后效果的细节更加完美。

1. 邻面终止线的控制和处理　从修复后的美观效果考虑，邻面预备终止线应进入接触区内，以便在粘接后可以完全隐藏边缘线。

但是，终止线一旦进入接触区，对于采用常规的旋转型预备工具（车针）就会存在一定难度。车针完全切入牙体组织，就会在边缘位置形成明显的"菲边"；如果为了避免形成"菲边"而车针未完全切入牙体组织，就有可能损伤邻牙牙体组织（图 2-40，图 2-41）。

| 图 2-36 | 图 2-37 | | 图 2-36　进行舌侧终止线的预备 |
| 图 2-38 | 图 2-39 | 图 2-40 | 图 2-41 |

图 2-36　进行舌侧终止线的预备
图 2-37　完成包绕式瓷贴面预备
图 2-38　较为薄弱的切端形态
图 2-39　切端修整后
图 2-40　邻面边缘形成"菲边"
图 2-41　邻面预备中损伤邻牙

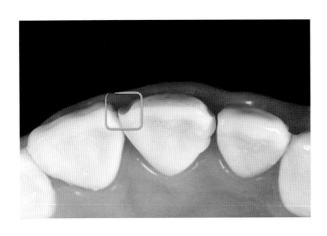

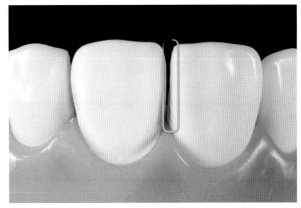

针对这个问题有以下几种解决方案：

（1）采用非旋转预备工具（超声预备工具）预备，既可以预备出没有"菲边"的终止线，又不会损伤邻牙（图2-42）。这是一种最值得推荐的预备方式，但需要特殊的设备工具。

（2）采用楔形分牙、金属成形片保护邻牙的方式，暴露邻面，再进行常规预备，力争获得既没有"菲边"，又不损伤邻牙的预备效果（图2-43）。但这种操作方式患者的舒适度不高，应谨慎采用。

（3）采用常规预备方式，控制边缘进入接触区的深度，尽量减小"菲边"，之后采用邻面砂条修整边缘，去除菲边，并采用邻面抛光砂条抛光（图2-44，图2-45）。这种操作方式比较简单、实用，并且经过这个处理步骤，基牙的邻面边缘可以与邻牙更清晰的分离，有利于技师制作边缘更密合的修复体。

视频 9

视频 10

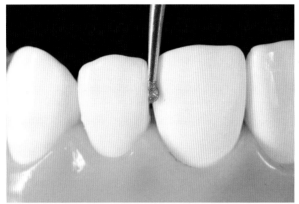

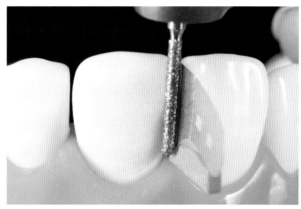

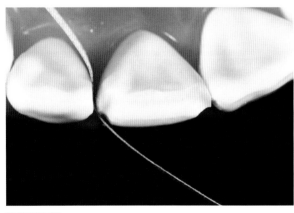

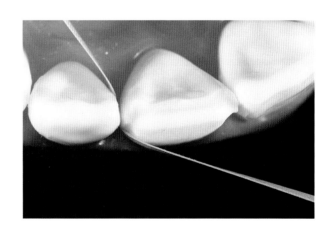

视频 11

图 2-42　采用超声预备工具预备
图 2-43　采用楔形分牙方式预备
图 2-44　邻面砂条修整邻面边缘
图 2-45　抛光砂条抛光邻面边缘

图 2-42　　图 2-43

图 2-44　　图 2-45

2. 基牙邻面龋坏、充填体的处理　基牙存在龋坏、充填体时，会使牙体预备变得较为复杂。

当基牙存在龋坏，一般建议首先进行充分的去腐、完好的树脂充填，以保证修复后长期的健康和稳定。

如果完成的充填体位于基牙的腭侧和邻面，在贴面常规预备后未涉及充填体，则可以不再进行其他特殊处理。

如果充填体已从腭侧、邻面扩展到唇面区域，或者贴面常规预备后在邻面进入到了充填体区域，就应考虑扩展牙体预备的范围，必要的话应打开邻面间隙，覆盖树脂充填体（图2-46，图2-47）。

还有一种在牙体预备中需要考虑彻底打开邻面间隙的可能，就是希望完全关闭邻牙间隙的情况（图2-48，图2-49）。

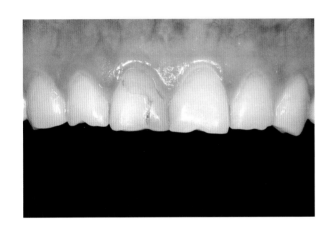
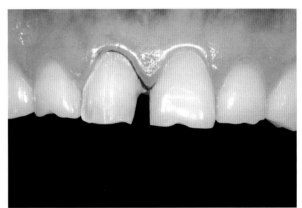
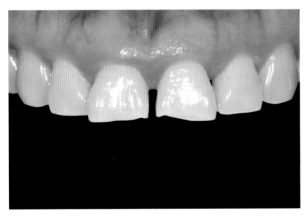
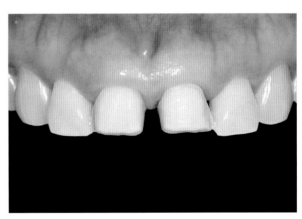

图 2-46 　　 图 2-47

图 2-48 　　 图 2-49

图 2-46　邻面充填面积较大
图 2-47　打开邻面，覆盖充填体
图 2-48　中切牙存在间隙
图 2-49　邻面打开，利于关闭间隙

　　彻底打开邻面间隙后，邻面形态的恢复可以达到和全冠修复接近的效果，患者感受最好。

　　但是这种预备形式存在着牙体预备量加大的问题，在一定程度上有悖于贴面修复的微创理念。因此，是否有必要彻底打开邻牙间隙，要结合患者的具体情况和需求来考虑（图 2-50~ 图 2-55）。

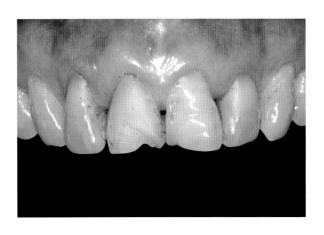
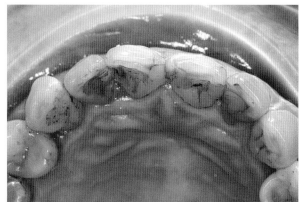
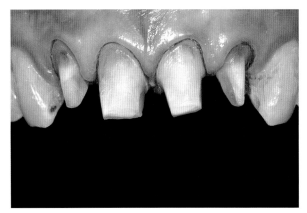
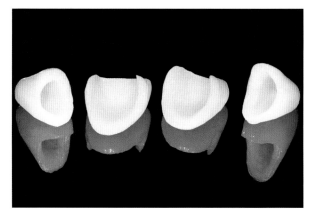

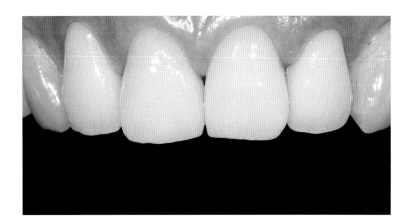

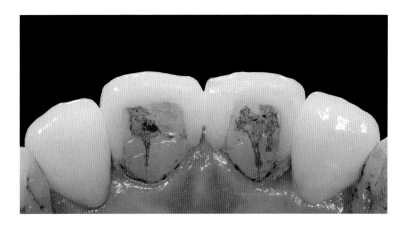

图 2-50　　图 2-51　　图 2-54

图 2-52　　图 2-53　　图 2-55

病例实战 20（完成时间：2009 年）

图 2-50　上颌前牙大面积树脂充填、变色，美观效果不佳，希望通过全瓷冠或瓷贴面修复改善

图 2-51　双侧上颌中切牙近远中部分均为龋坏、树脂充填体；双侧上颌侧切牙已行根管治疗

图 2-52　双侧上颌中切牙完善树脂充填、双侧上颌侧切牙完善根管治疗后，进行侧切牙纤维桩、全瓷冠预备，中切牙贴面预备，邻面打开，使修复体包绕充填体

图 2-53　完成的全瓷冠和瓷贴面修复体

图 2-54　修复后唇面观

图 2-55　修复后切端观，可见贴面修复体恢复了牙体组织完整外形

3. 唇轴角的预备和龈外展隙覆盖　唇轴角的预备扩展范围可能会明显影响修复后龈外展隙的美学效果，这部分牙体预备需要给予足够关注。

如果未能有意识的将唇轴角的预备范围扩展，修复后在龈外展隙部分就可能暴露出基牙、修复界面，这对于美学效果要求高的患者是不能接受的（图2-56，图2-57）。

将唇轴角预备尽量向接触区内扩展，形成有些学者称为"狗腿形"的预备，可以最大程度避免这类问题的发生（图2-58~图2-61）。

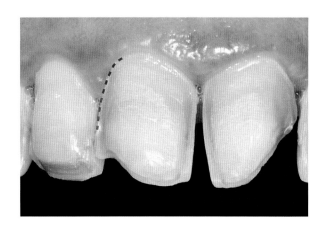
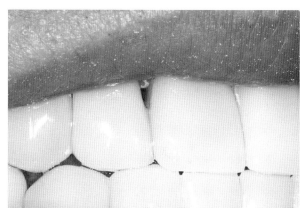
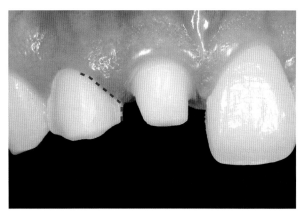
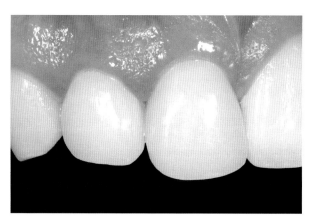

视频 12

4. 颈部边缘位置的选择　贴面颈部边缘位置的选择，主要考虑颜色、形态两个因素。

首先主要是遮色需求。

如果基牙颜色较深，患者非常希望将基牙颜色完全遮盖，则应考虑将颈部边缘完全置于龈下；如果基牙颜色较为正常，或者虽然不完全正常、但患者并不强求完全遮盖颜色，则可以采用齐龈甚至龈上边缘（图 2-62，图 2-63）。

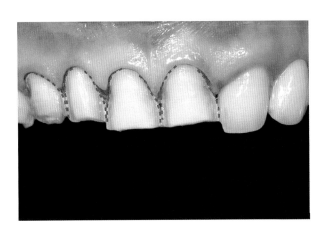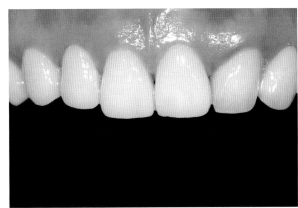

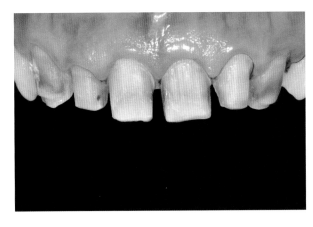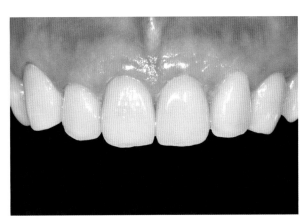

| 图 2-56 | 图 2-57 | 图 2-60 | 图 2-61 |

| 图 2-58 | 图 2-59 | 图 2-62 | 图 2-63 |

图 2-56　11 远中唇轴角预备不足
图 2-57　修复后可见基牙暴露
图 2-58　12 近中唇轴角预备充分
图 2-59　修复后基牙遮盖完全
图 2-60　基牙唇轴角预备充分
图 2-61　修复后没有基牙暴露
图 2-62　基牙颜色深，龈下边缘
图 2-63　修复后基牙颜色遮盖完全

然后是形态改善需求。

如果基牙形态基本正常，贴面修复的目的仅为改善颜色、表面结构等微观问题，则边缘位于齐龈甚至龈上也没有明显问题；如果存在改变基牙形态的需求，假如仍将边缘置于齐龈或者龈上，有时不易获得理想的形态效果，此时将边缘置于龈下能够更好地控制修复后形态效果（图2-64，图2-65）（王六医师提供典型病例）。

总体来讲，从微创的角度考虑，在可能的情况下应将颈部边缘置于齐龈或者龈上；当存在明显的遮色需求或者改善形态的需求时，则应将边缘降至龈下位置。

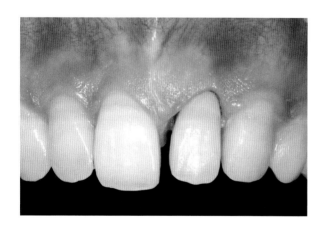
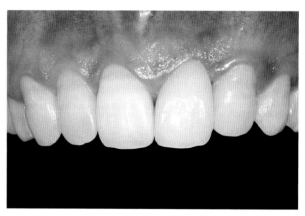

图 2-64　基牙改形，需制作至龈下
图 2-65　修复后形态效果良好

图 2-64　　图 2-65

5. 点线角的圆钝和抛光　牙体预备整体完成后，需要进行精修抛光，这一点的必要性在前文已经介绍。

常规的精修建议采用与预备车针型号相同、砂粒更细的车针进行；抛光建议采用钨钢车针进行。

对于各个"轴面"来讲，这样的精修和抛光流程通常已经可以获得良好的效果（图 2-66，图 2-67）；但是对于一些点线角来讲，有时仍然不足以获得理想的圆润的效果。

可以考虑采用抛光碟对点线角抛光，能够获得非常理想的效果，使修复体的内表面光滑、圆润，避免应力集中区域，提高修复体的长期成功效果（图 2-68，图 2-69）。

视频 13

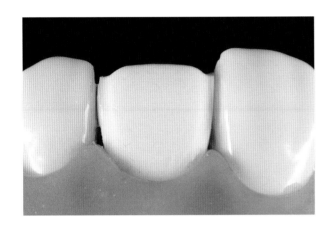

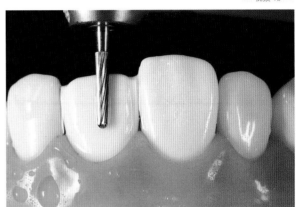

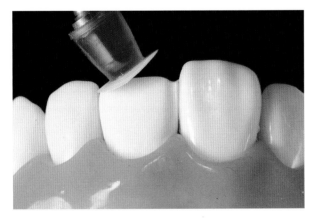

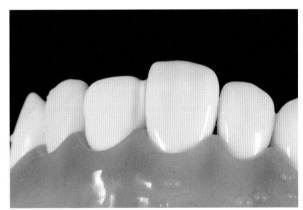

图 2-66　　图 2-67

图 2-68　　图 2-69

图 2-66　未进行精修抛光的预备体
图 2-67　轴面的精修抛光
图 2-68　点线角的抛光
图 2-69　完成精修抛光的预备体

第三节 对根据切端预备形式分类的深入认识

学习了几种瓷贴面的基本预备形式后，临床医师经常会考虑、甚至纠结究竟应给患者采用哪一种预备形式。

本节结合笔者临床实际的思考，与大家深入探讨几种预备形式的差异，以及预备形式选择的思路。

一、美学效果的差异

从美学效果上讲，开窗式预备与对接式、包绕式两种预备比较会有一定的差别。

开窗式预备在切端留给技师的堆塑空间较小，技师比较难以发挥，通常无法制作非常生动的修复体；并且，修复完成后切端由三层结构组成——剩余基牙、粘接剂及瓷修复体，过多的层次易造成通透性不佳、生动性不足的问题。因此，选择开窗式牙体预备通常代表着需要放弃最高端的切端美学效果追求（图 2-70~图 2-73）。

反之，如果采用了对接式或者包绕式牙体预备，由于基牙切端的预备，为修复体创造了充足的空间，技师可以充分发挥瓷层堆塑的技术，制作和邻牙美学效果接近的、更加生动的修复体，获得更佳的美学效果（图 2-74~图 2-77）。

因此，当患者对于切端透明度的美学效果没有很高的要求时，开窗式牙体预备通常可以满足患者的需求；当患者对于切端透明度的美学效果具有很高的需求时，医师就有必要考虑进行切端的牙体预备，也就是采用对接式或者包绕式预备。

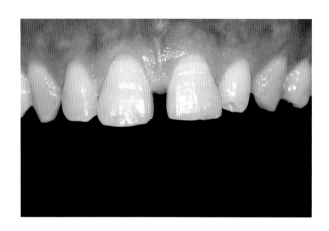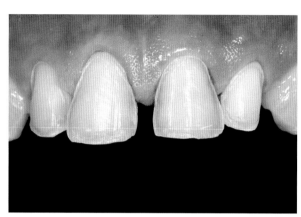

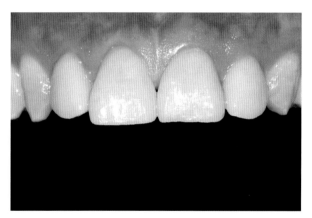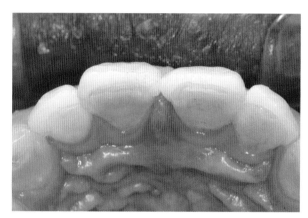

图 2-70　　　　图 2-71

病例实战 21（完成时间：2005 年）

图 2-72　　　　图 2-73

图 2-70　希望改善前牙颜色、质感，并希望关闭中切牙间隙
图 2-71　采用开窗式预备
图 2-72　修复后效果
图 2-73　修复后的切端效果

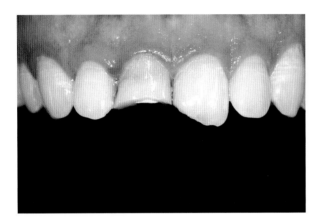
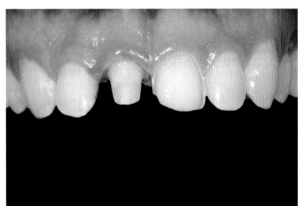

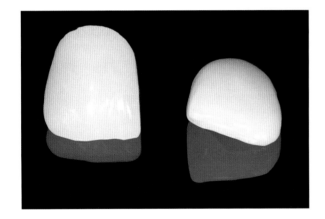
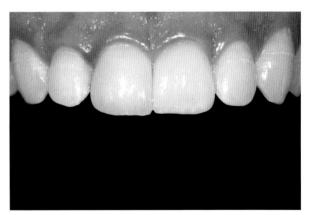

病例实战 22（完成时间：2007 年）

图 2-74　外伤导致上颌前牙冠折，11 已露髓经过完善根管治疗，21 部分冠折未露髓

图 2-75　11 采用纤维桩核、全瓷冠修复，21 采用对接式牙体预备瓷贴面修复

图 2-76　不同的修复形式带来比较大的美学风险，这对技师的加工制作能力提出了挑战。完成的全瓷冠和瓷贴面修复体（本病例由江山老师完成修复体制作）

图 2-77　修复后外形、颜色匹配良好，由于贴面预备为修复体切端创造了足够空间，使贴面修复体的切端半透明效果与全瓷修复体完全一致，获得很好的美学改善

| 图 2-74 | 图 2-75 |
| 图 2-76 | 图 2-77 |

二、对就位道的影响

不同切端预备形式可能会对修复体的就位道产生影响，这个因素经常被临床医师所忽略。

开窗式牙体预备的就位方向通常比较自由。

由于没有预备切端，修复体从水平方向就可以就位，也就是贴面可以从基牙唇面直接就位。这样的就位方向可以在很大程度上减少切端部分的牙体预备（图2-78~图2-83）。

完全的唇面就位，可以完全忽略在切龈向上的倒凹，因此可以减少切端部分的牙体预备量；为了实现完全的唇面就位，在预备精修过程中可以将车针垂直于牙齿唇面，以避免在基牙舌腭侧形成影响水平就位的倒凹，而常规平行基牙长轴的预备方式相对比较容易造成这一问题（图2-84，图2-85）。

对接式牙体预备大部分情况下仍可以实现水平就位，需要注意的是，切端平面与唇面之间的夹角需为直角或者钝角；如果这两个面的夹角成为锐角，则会限制修复体的就位方向，使其转变为由唇面切端向舌侧龈端的倾斜就位方向（图2-86）。

而到了包绕式预备，就位方向则会更向切龈向转换，包绕范围越广，越接近全冠的切龈向就位方向（图2-87）。

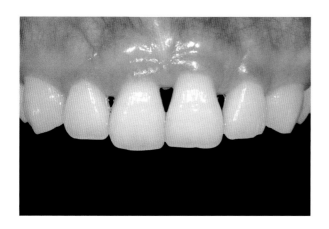
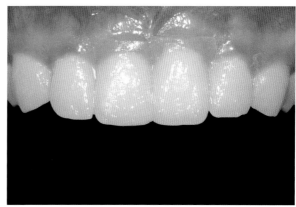

病例实战 23（完成时间：2012 年）

图 2-78　上颌前牙三角间隙
图 2-79　mock-up 确定修复方案

图 2-78　　　图 2-79

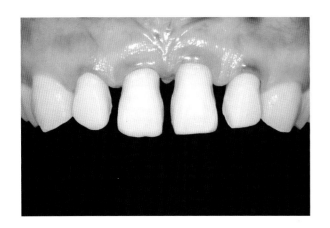

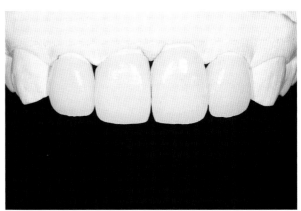

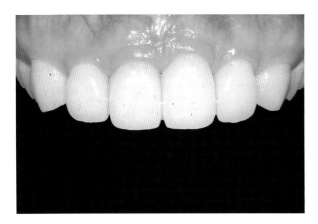

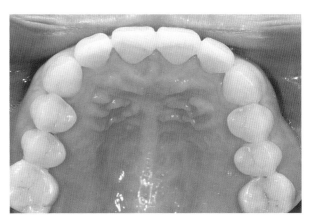

病例实战 23

图 2-80　完全唇面就位的牙体预备
图 2-81　完全唇面就位的修复体
图 2-82　修复后唇面观
图 2-83　修复后切端观

图 2-80　　图 2-81

图 2-82　　图 2-83

视频 14

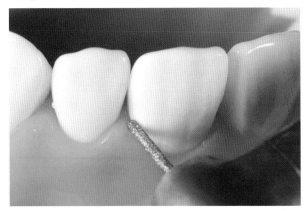

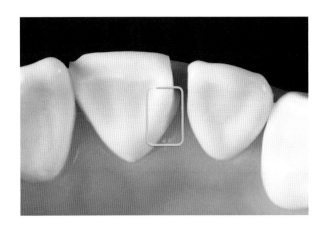

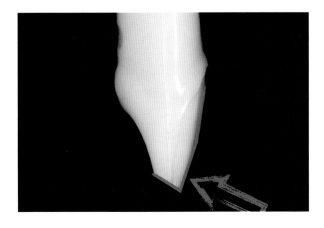

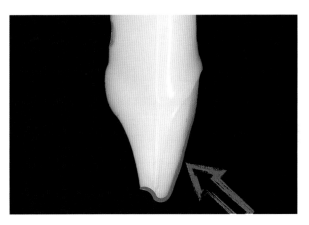

图 2-84

图 2-85

图 2-86

图 2-87

图 2-84　车针垂直于基牙唇面预备易于保证完全的水平就位
图 2-85　不恰当的预备有可能在基牙舌腭侧形成倒凹
图 2-86　当对接式预备形成的切端平面与唇面形成锐角时，修复体需要倾斜就位（示意图）
图 2-87　采用包绕式预备时，随着包绕范围增加，就位方向逐渐转换为接近切龈方向（示意图）

VENEER from standard to MI & No preparation

瓷贴面修复技术
——从标准到微创无预备

三、牙体预备量的差异

三种预备形式在切端的预备量差异显而易见：开窗式最小，对接式居中，包绕式最大。

然而三种预备形式在预备量上的差异却不仅于此。

前文提到的就位方向，也会影响到预备量。换一个角度理解，就是当就位方向需要调整时，需要有意识地考察在新的就位方向上是否会有新的倒凹区形成，如果存在，就应进行预备。

完全唇面就位可以不用顾及切龈向上的倒凹，有可能最大程度的保留牙体组织。从某种程度上讲，"微创贴面"、"无预备贴面"可以理解为预备量"极少"、"趋近于0"的开窗式预备，而这类修复体最常规的就位方向就是"水平就位"，这样才可以规避颈缘部分的切龈向倒凹带来的就位影响（图2-88~图2-91）。

当逐渐过渡到倾斜就位、切龈向就位时，基牙在切龈向上的倒凹会越来越可能影响到修复体就位，因此有必要进一步预备去除。

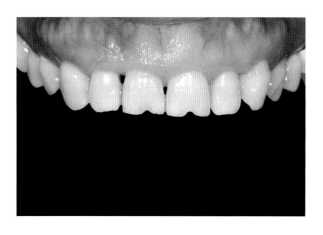
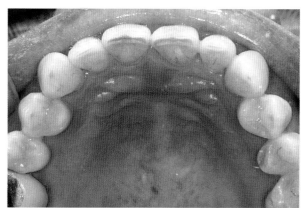
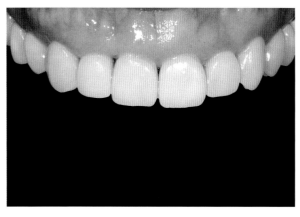
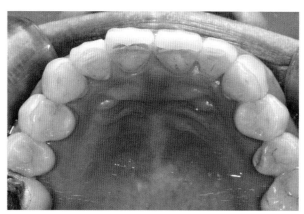

病例实战 24（完成时间：2013 年）

图 2-88　全牙列颜色形态欠佳
图 2-89　希望通过微创方式改善
图 2-90　无预备贴面修复试戴
图 2-91　所有修复体水平就位

图 2-88　　图 2-89

图 2-90　　图 2-91

四、与咬合之间的关系

开窗式预备大部分情况下完全不改变原有咬合关系，在某种意义上说是一种风险最小的预备形式。

个别情况下，在开窗式预备的基础上，也能够做到略微延长切缘长度。但原则上不建议这样操作，因为会增加修复体损坏的机会。如果有这样的需求，应考虑对切缘进行一定的预备，形成对接形式或包绕形式，会使修复体的咬合受力形式更加有利（图2-92，图2-93）。

对接式和包绕式都需要通过修复体重塑切端形态，可能对咬合造成影响。舌侧终止线应避免位于咬合终止点，预备过程中需有意识的进行检查咬合终止点和基牙舌侧之间的位置关系，以判断适宜的预备形式，并且在预备过程中及时验证、调整（图2-94，图2-95）；延伸出来的切端部分应与患者的咬合条件相适应，不形成咬合干扰点。

另外还需要再次强调，包绕式预备的舌侧包绕深度不应过深，否则舌侧壁有可能成为修复体的薄弱部分，进而影响长期成功。

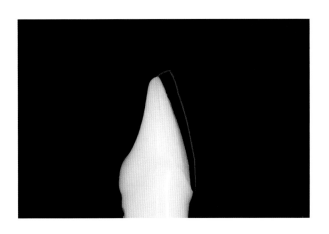
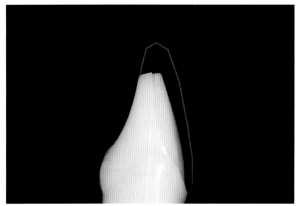
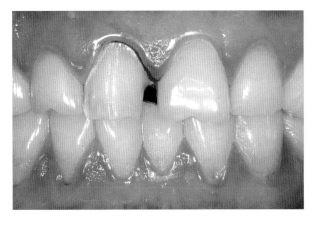
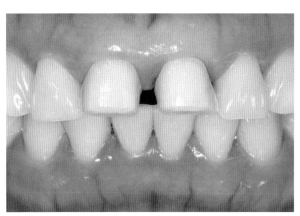

图 2-92　开窗预备的基础上少量延长切缘长度（示意图）
图 2-93　对接预备的基础上适当延长切缘长度（示意图）
图 2-94　采用开窗式预备风险较小，如采用对接或包绕预备易造成舌侧边缘位于咬合终止点
图 2-95　采用对接预备，由于舌侧边缘未处于咬合终止线，因此没有增加咬合风险

五、预备形式选择的思路

综合以上所探讨的几方面问题，可以进行如下总结：

1. 开窗式牙体预备可以实现水平就位，必需的牙体预备量少，咬合风险小；但是美学效果会受到一定的限制。

2. 对接式牙体预备仍有机会实现水平就位，有时需要倾斜就位，必需的牙体预备量较开窗式大，并且易受到咬合因素的影响；但由于可以重塑切端，可以获得更好的美学效果。

3. 包绕式牙体预备需要倾斜就位甚至切龈向就位，必需的牙体预备量最大，并且会更明显受到咬合因素的影响；其可以达到的美学效果与对接式类似。

还需要强调一点，只有切端厚度足够的基牙，才有可能进行包绕式牙体预备，否则唇舌侧均预备后切端可能过于薄弱，并会在修复体内部残留尖锐内线角，造成应力集中。

根据以上总结，可以归纳出以下几条基本思路：

1. 针对美学要求不是非常高的患者，从微创、舒适的角度考虑，可以首选开窗式预备。更进一步的选择是微创预备或者无预备。

2. 针对具有较高美学需求的、可以接受略微多量备牙的患者，可以选择对接式牙体预备。

3. 针对具体病例，开窗式和对接式预备可以灵活掌握、结合应用，以尽量达到微创、舒适、有效的治疗（图2-96~图2-101）。

4. 包绕式预备的必要性不大。

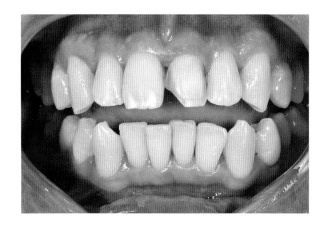
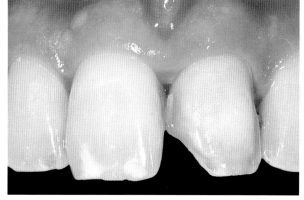

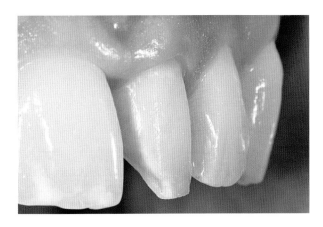

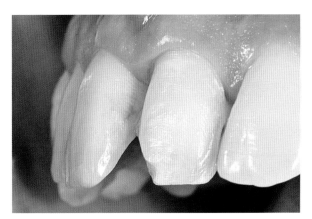

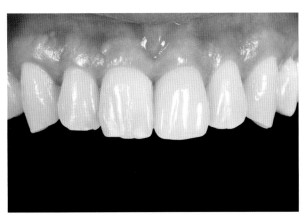

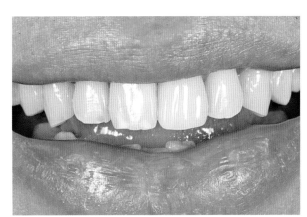

第四节　微创瓷贴面牙体预备的基本方法

微创瓷贴面常规指厚度在 0.3~0.5mm 的贴面修复体，其基本预备方法和流程与标准贴面的预备基本流程一致，只是预备量有所调整。

无预备贴面，顾名思义就是不进行任何牙体预备，直接制取模型进行修复。针对适合的病例（患者的基本情况、主观要求均适合）完全不预备、直接修复有可能取得良好的治疗效果。

也有一些时候，我们可以考虑对基牙的某些部分加以调磨，能够使贴面的制作更为简便、修复效果更有保证。

如果患者并不完全拒绝对天然牙进行调磨，这种不以"创造修复空间"为目的的"调磨"是很值得进行的，并且这样的少量调磨一般都不会给患者带来"不舒适"。关于无预备贴面应考察、修整的区域，也是一个非常有意义的探讨内容。

一、微创瓷贴面修复套装

德国固美公司（Komet，Germany）于 2015 年为笔者与德国美容牙科学会前主席、德国著名无预备贴面专家 Prof. Dr. Wahlmann 一起推出了共同命名的"微创瓷贴面修复套装"。

本套装较之前的"全瓷套装"更为简单，适用于微创、无预备贴面修复的牙体预备、试戴和粘接后调磨（图 2-102，图 2-103）。

套装内的车针可分为三类用途：

1. 定位车针　可分别定位 0.3mm 及 0.5mm 深度（图 2-104）。

2. 基本预备车针　选择了一只特殊的、双砂粒精度的车针，其体部为粗砂粒，可以提高预备效率；顶端为细砂粒，可以减化精修抛光流程。因其为锥形，因此不能作为纵向定位车针使用（图 2-105）。

3. 精修调磨车针　包含 4 只轴柄长度、刃部长度、直径、粒度均有所差异的车针，共同特点是顶端均为尖、细形态。利用其可精细调磨天然牙形态、修整 mock-up、临时修复体及永久修复体的形态，并进行初步抛光（图 2-106）。

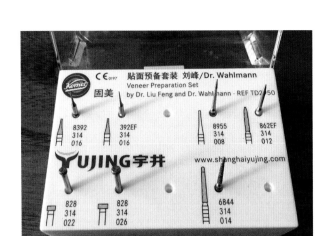

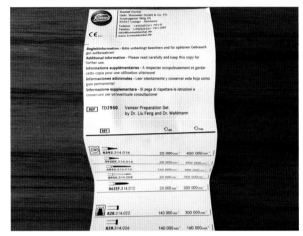

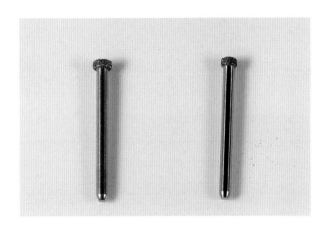

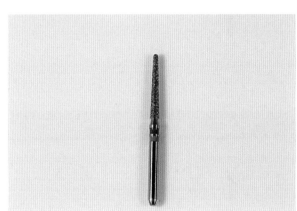

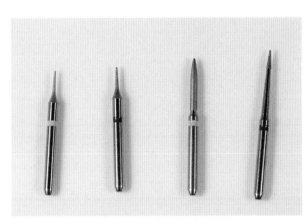

图 2-102	图 2-103

图 2-104	图 2-105

图 2-106

图 2-102　微创贴面修复套装
图 2-103　车针 ISO 编号
图 2-104　定位车针
图 2-105　基本预备车针
图 2-106　精修调磨车针

二、微创瓷贴面预备的基本流程

微创瓷贴面预备的基本流程与常规瓷贴面基本一致，一般均采用开窗式预备，需为修复体创造的空间在颈缘部分为 0.3mm、主体部分为 0.5mm，通常采用齐龈或龈上边缘（图 2-107~ 图 2-114）。

基本预备后同样建议精修、抛光。

视频 15

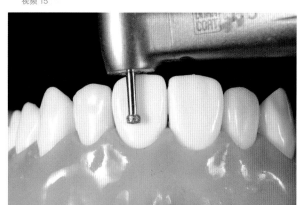

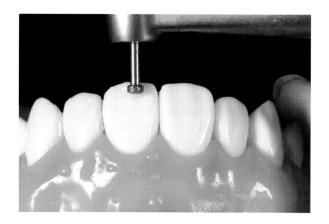

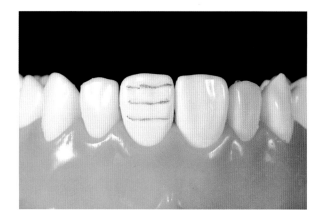

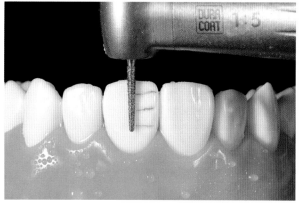

视频 16

图 2-107　颈部 0.3mm 定位车针
图 2-108　体部 0.5mm 定位车针
图 2-109　形成横向定位沟后
图 2-110　唇面预备

图 2-107　　图 2-108

图 2-109　　图 2-110

视频 17

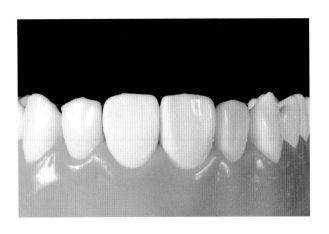

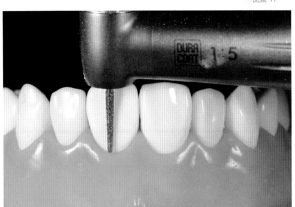

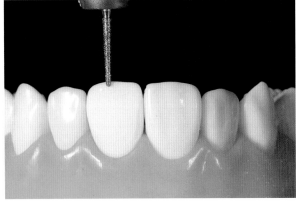

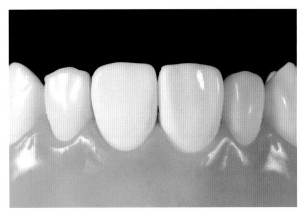

视频 18

图 2-111   图 2-112

图 **2-111**　唇面预备后
图 **2-112**　颈缘、邻面边缘预备
图 **2-113**　切端边缘预备
图 **2-114**　完成微创瓷贴面预备

图 2-113   图 2-114

三、基于美学诊断与设计的微创牙体预备

所有口腔美学治疗，都需要基于美学诊断与设计，而不是在天然牙的基础上盲目的按照"标准化"数据进行机械的预备。瓷贴面作为一种"微创"的治疗形式，更应当以确定的美学目标为核心，同时要以最微小的创伤为代价。

对于考虑进行瓷贴面修复的病例，尤其是考虑微创瓷贴面修复的病例，首先都应进行完善的美学分析、美学诊断、美学设计，通过诊断蜡型、mock-up、travel smile 等手段确定美学设计目标；之后要以口内的 mock-up 或临时修复体为基准，开始精确化的牙体预备。

在 mock-up 上进行定位车针制备后，用铅笔在定位沟底做标记，去除 mock-up 树脂后，就可以观察到有一部分牙体需要整体调磨，为修复体创造适宜的空间；而另一部分牙体、甚至一些牙齿，具有足够的外部空间，并不需要创造，可能仅需要对一些局部位置调磨就可以制作修复体了（图 2-115~ 图 2-126 ）。

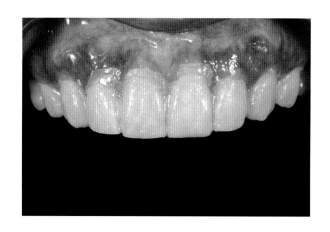 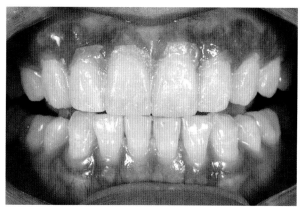

病例实战 26（完成时间 2016 年）

图 2-115　mock-up 口内效果
图 2-116　mock-up 口内效果（观察前伸骀情况）

图 2-115　　图 2-116

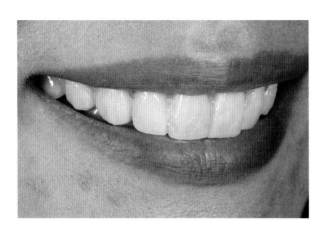
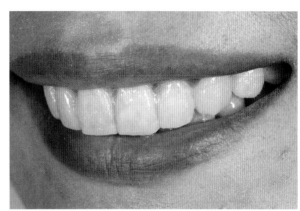
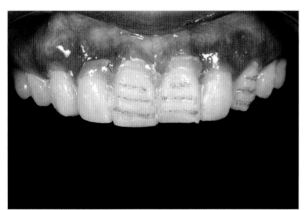
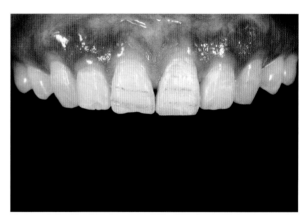

图 2-117	图 2-118
图 2-119	图 2-120

病例实战 26

图 2-117　右侧口唇微笑像，患者对设计效果满意
图 2-118　左侧口唇微笑像，患者对设计效果满意
图 2-119　标记定位沟底
图 2-120　去除 mock-up

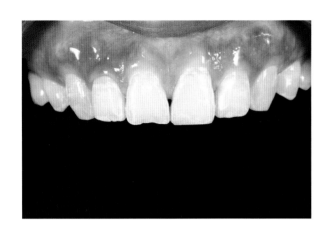

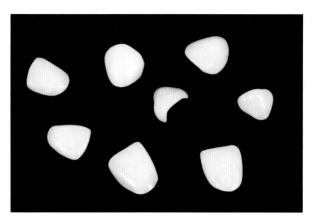

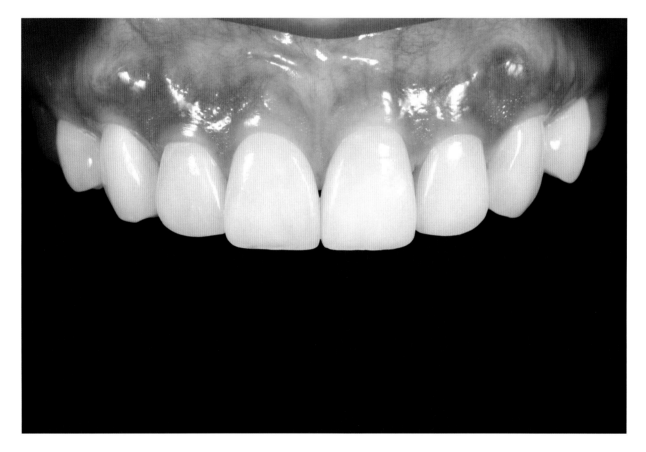

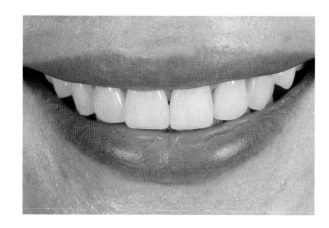

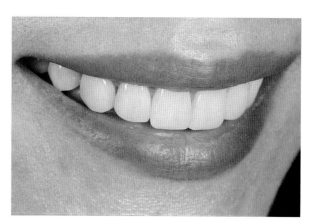

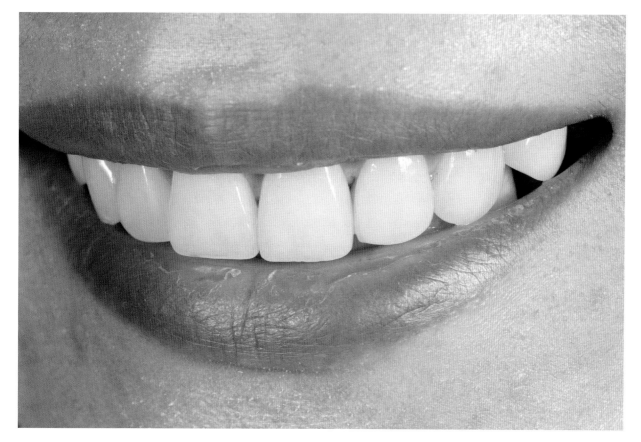

图 2-121　　图 2-122　　图 2-124　　图 2-125

图 2-123　　图 2-126

病例实战 26

图 2-121　微创预备后
图 2-122　完成的瓷贴面修复体
图 2-123　修复完成后（上颌前牙正面像）
图 2-124　修复完成后（正面口唇像）
图 2-125　修复完成后（右侧口唇微笑像）
图 2-126　修复完成后（左侧口唇微笑像）

四、"无预备"贴面应考察、修整的区域

无预备贴面可以认为是最终极的"微创""舒适"修复方式。笔者认为，根据是否真的"完全不预备"，可以分为"狭义的无预备贴面"和"广义的无预备贴面"。

狭义的"无预备贴面"是完全不进行任何牙体预备，直接制取印模完成的瓷贴面修复。对于一些完全拒绝牙体预备、对修复效果可以有所妥协的患者，可以进行真正意义上的"无预备贴面"（图2-127~图2-134）。

对于在不影响舒适体验的前提下可以接受少量牙体组织调磨、对美学效果追求较高的患者，一些局部的、不以创造修复空间为目的的"调磨"应仔细考虑。

经过局部"调磨"天然牙体组织而完成的微创贴面，也可以归纳在广义的"无预备贴面"范畴以内。

有一些牙体组织的表面结构明显，比如颈部1/3外形高点、边缘嵴、唇嵴形态突出。不做任何修整，也可以直接完成无预备贴面，但有可能会造成形态更加突出，影响美观与唇颊感受。针对这类位置进行微量调磨是很有意义的（图2-135~图2-138）。

无预备贴面加工、制作时，需要首先观测在不同就位方向上修复体能够覆盖的唇侧区域，选择能够覆盖所有唇侧关键区域、并且覆盖区域最大的就位方向，根据此就位方向确定修复体的制作范围。因此，对于有可能影响修复体就位的牙体结构，也需要考虑进行调整（图2-139，图2-140）。

一些牙齿结构上突出的尖锐点、线角，也应有意识地进行调磨，以避免在修复体内部形成应力集中区域，也可避免为了获得比较平坦的修复体外表面而造成局部过薄、薄弱。非常值得注意的是，一些切缘磨耗形成的异常形态、比较尖锐的切唇线角，均应有意识地进行调磨、抛光（图2-141，图2-142）

还有一点就是关于颈部边缘。有一些医师担心完全的"无预备"会在修复后的牙颈部形成"悬突"，影响牙周健康。因此，为了尽量避免这一问题，可在基牙颈部做微量预备，形成终止线，并为修复体创造微量空间（图2-143）。

事实上，通过精细的修复体加工、粘接后抛光，即使完全不预备，也不会给远期的牙周健康带来不利影响。

总之，临床医师应经过仔细的观察、精细的调磨，本着尽量减少调磨、减小预备量的原则，保证患者的舒适感受，同时努力为修复体创造适宜的制作基础。

良好的"无预备贴面"修复，应在微创、舒适和美学需求及修复效果之间找到最适合交点的过程。

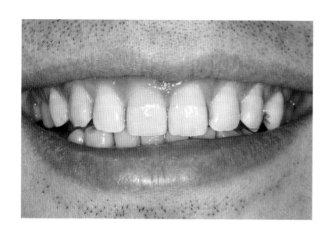
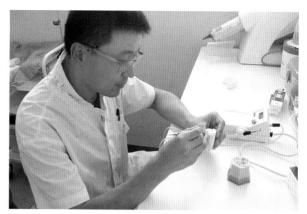
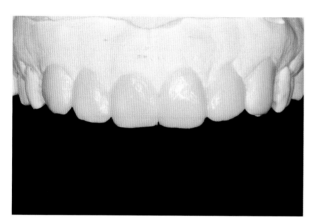
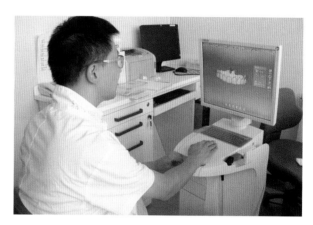
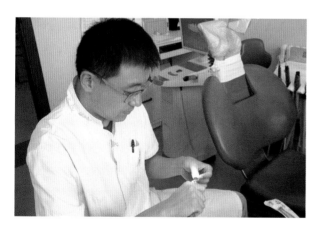
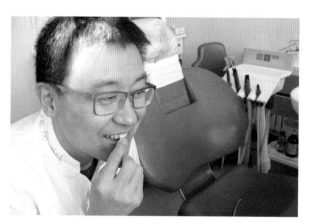

图 2-127

图 2-128

图 2-129

图 2-130

图 2-131

图 2-132

图 2-127　希望改善前牙颜色
图 2-128　制作诊断蜡型
图 2-129　完成诊断蜡型
图 2-130　CAD/CAM 复制蜡型
图 2-131　打磨抛光修复体
图 2-132　试戴修复体

from standard
to MI & No
preparation

瓷贴面修复技术
——从标准到微创无预备

102

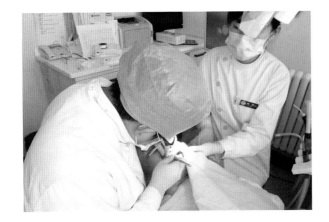
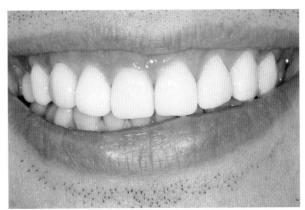
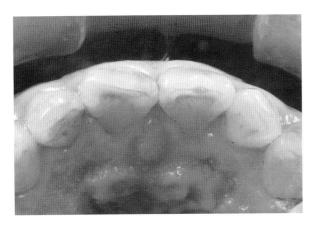
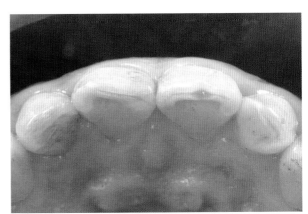
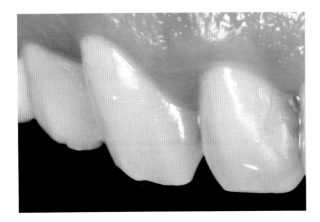
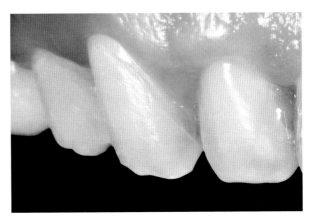

图 2-133　粘接修复体
图 2-134　完成无预备贴面修复
图 2-135　11 远中边缘嵴过突
图 2-136　11 远中边缘嵴微量调磨
图 2-137　尖牙唇嵴较明显
图 2-138　尖牙唇嵴微量调磨

图 2-133　图 2-134

图 2-135　图 2-136

图 2-137　图 2-138

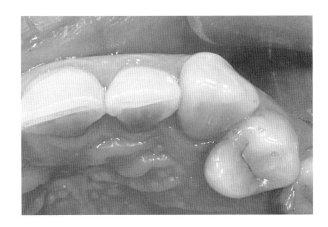
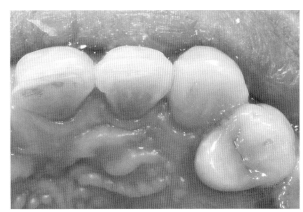
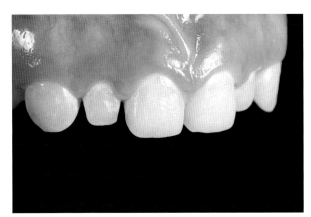
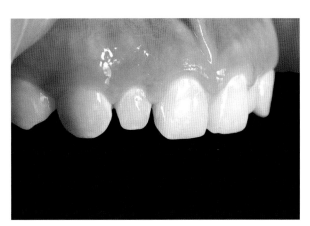
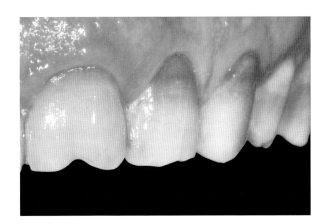

图 2-139　　图 2-140

图 2-139　尖牙近中过突，有可能影响侧切牙
　　　　　修复体就位
图 2-140　对尖牙近中进行调磨后，避免影响
　　　　　修复体就位

图 2-141　　图 2-142

图 2-141　12 近中切角略尖锐
图 2-142　12 近中切角微量调磨后
图 2-143　颈缘部位微量预备

图 2-143

第三章 瓷贴面修复的排龈和印模

瓷贴面修复的排龈和印模的基本原则、方法、材料选择等与全瓷修复基本一致，如果有良好的全瓷修复基础，进行瓷贴面修复的排龈和印模操作并不困难。

同时，由于很多瓷贴面病例的边缘设计为齐龈甚至龈上，导致瓷贴面的排龈和印模在很多时候较全瓷冠更简单、方便。

本章首先简要介绍瓷贴面修复的排龈术式选择、精细印模材料选择和操作技术，最后介绍数字印模技术。

更多排龈印模相关概念、方法，可参考《精细印模技术》（口腔美学修复实用教程）。

第一节 瓷贴面修复的排龈术式选择

瓷贴面修复的边缘大部分齐龈或者位于龈上，此时没有必要进行排龈；少部分从遮盖颜色、改善形态的角度考虑，需要将边缘置于龈下，这时则应考虑进行排龈。与全瓷冠修复相同，可能用到的排龈术式包括单线排龈法和双线排龈法两大类。

一、不排龈

采用龈上边缘的预备体，制取印模前不需要排龈；采用齐龈边缘的预备体，如果所有位置均未到达龈下，也仍然可以不排龈，直接制取模型，技师直接按照龈缘水平制作修复体（图3-1~图3-3）。

当符合不需要排龈就可以制取印模的条件时，应尽量按照不排龈的原则进行操作，一方面可以显著缓解患者不舒适的治疗感受，还可以降低因不当排龈造成的牙龈退缩风险，同时也明显减少了医师的工作量，使整个治疗过程更轻松。

图3-1 齐龈预备，未排龈
图3-2 足够清晰的印模
图3-3 足够清晰的模型

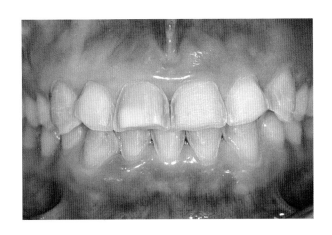
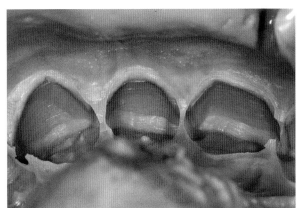
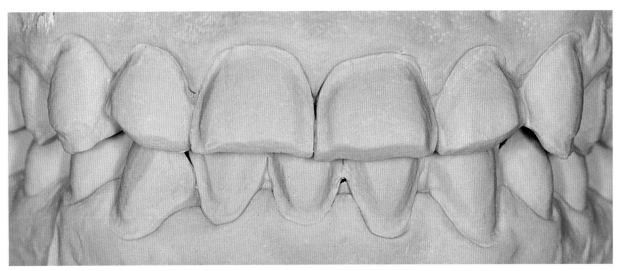

二、单线排龈法

当边缘预备为浅龈下边缘时，采用单线排龈即可以暴露预备体边缘，排龈后迅速制取印模，清晰的采制印模后，随即取出排龈线。

修复体粘接时，通常需要再次排龈，暴露边缘，以便于精确粘接。粘接后修复体边缘应稳定位于浅龈下位置（图 3-4~ 图 3-9）。

单线排龈操作时间较短，可能带来的创伤较小，一般不会造成修复后牙龈退缩，因此是相对简便、安全的排龈方法。针对浅龈下边缘，单线排龈法更容易保证修复后的长期美学效果。

图 3-4　单线排龈暴露边缘
图 3-5　修复后为浅龈下边缘
图 3-6　单线排龈暴露边缘（唇面观）
图 3-7　单线排龈暴露边缘（切端观）
图 3-8　修复后为浅龈下边缘
图 3-9　修复 4 年后，边缘稳定

图 3-4

图 3-5

图 3-6

图 3-7

图 3-8

图 3-9

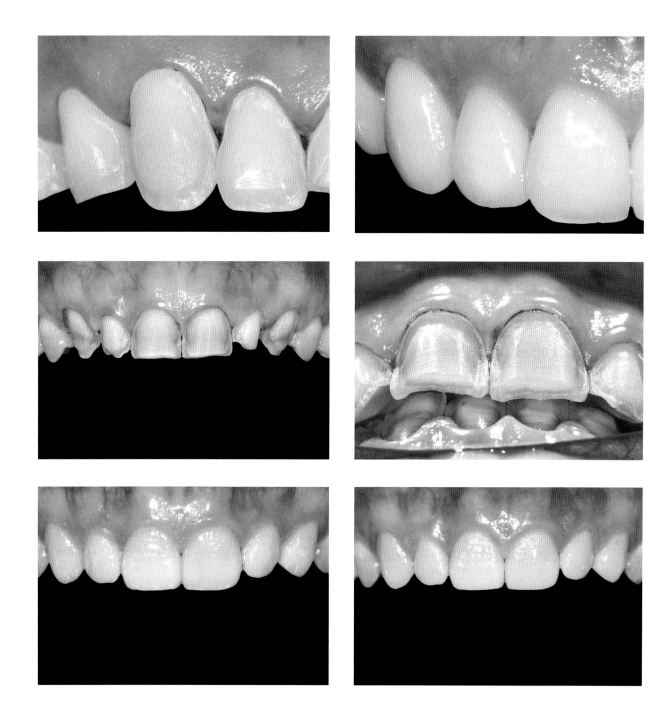

三、双线排龈法

双线排龈法在全瓷冠修复中应用较多，主要针对相对位置较深的龈下边缘。

第一根排龈线的作用是纵向推排牙龈、降低龈缘位置，第二根排龈线的作用是水平推排牙龈、打开龈沟；第二根排龈线就位 1~2 分钟后，牙龈一过性塑形以后，可抽出第二根排龈线，即可见到龈沟清晰暴露；此时及时制取印模，可获得非常清晰的印模效果。

双线排龈是一种非常规范的临床操作方法（图 3-10~ 图 3-13）。

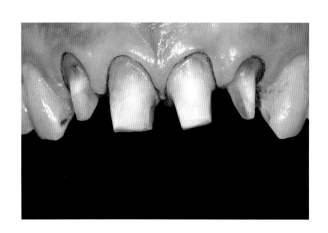
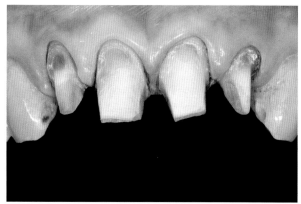
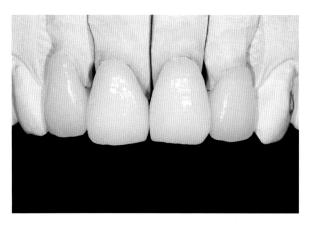
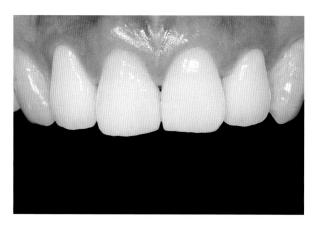

对瓷贴面来讲，需要将边缘置于龈缘下较深位置的机会并不多，因此必须采用双线排龈法的机会并不多。

如果确实需要采用双线排龈法，需要注意的是，压入排龈线时的力量不宜过大、时间不宜过长，不要损伤牙龈组织。正确的双线排龈不会造成牙龈退缩，且可以获得很好的远期美学效果（图3-14，图3-15）。

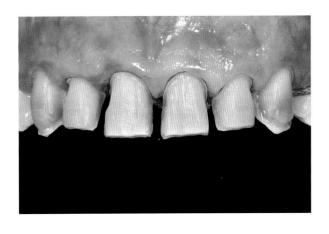 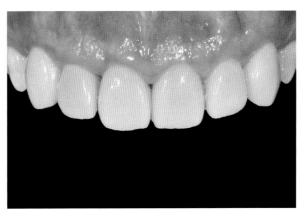

图 3-10   图 3-11   图 3-14   图 3-15

图 3-12   图 3-13

图 3-10 双线排龈
图 3-11 取出一根排龈线，龈沟清晰暴露，可制取印模
图 3-12 完成的修复体
图 3-13 修复后牙龈健康，边缘龈下，位置稳定
图 3-14 双线排龈，暴露边缘
图 3-15 修复边缘位于龈下，位置稳定

四、选择性排龈

排龈的方式并不是机械的、一成不变的。在多个牙修复的时候，可以根据具体情况决定，有些牙齿需要排龈，有些牙齿不需要排龈，也就是选择性排龈（图 3-16~ 图 3-18）。

总体原则上讲，在可能的情况下选择齐龈、甚至龈上边缘，不必排龈即可制取印模；边缘降至龈下者，则需进行单线排龈；特殊情况下边缘位置设置较深，则需进行双线排龈。

图 3-16

图 3-17

图 3-16　12 龈缘位置较低且平坦
图 3-17　12 选择性排龈
图 3-18　12 龈缘形态获得调整

图 3-18

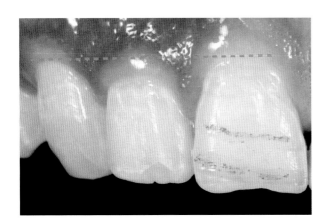

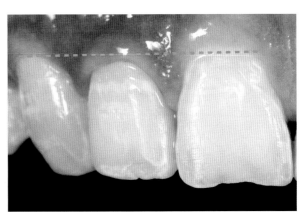

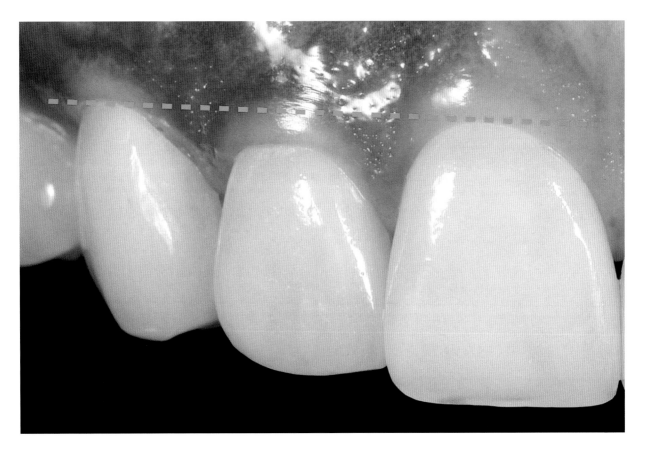

第二节　瓷贴面修复的精细印模技术

在印模材料、托盘及印模技术的选择方面，瓷贴面修复与全瓷冠修复的原则基本相同，只是在具体操作上有微小区别。本节重点介绍精细印模操作中的关键点。

一、印模材料的选择

瓷贴面修复的印模对准确性、精确性均有较高要求，不建议采用普通的藻酸盐印模材料制取瓷贴面修复的印模。

目前，常用的精细印模材料包括加成型硅橡胶印模材料和聚醚橡胶印模材料两大类。两类材料都具有很好的准确性和精确性，正确使用均可以获得很好的印模效果。

但是，从易用性和舒适性角度讲，加成型硅橡胶印模材料与聚醚橡胶印模材料相比具有一些优势：

1. 具有不同硬度可选，常规硬度的硅橡胶材料在硬固后不像聚醚橡胶那样坚硬，从患者口内脱模、灌制模型后脱模等操作难度较小，患者感受更好，灌制模型时也不易发生折断。

2. 具有不同流动性可选，容易做到不同流动性材料搭配使用，获得精确性更高的印模效果。

3. 口内固化时间一般为 2.5~3.5 分钟，较聚醚橡胶需要的 5 分钟明显更短，节约临床时间，患者感受更舒适。

4. 口感一般无味或者添加水果香味，而聚醚橡胶具有明显的苦味，患者感受不佳。

综合以上特点，笔者更推荐采用加成型硅橡胶印模材料。

加成型硅橡胶印模材料一般具有很多种不同流动性的剂型，制取固定义齿精细印模时，均建议采用高流动性的 light body 和低流动性的 putty 或 heavy body 联合应用，形成双相印模，既可以获得最佳的印模效果，又可以很好的兼顾患者的感受。

如果采用聚醚橡胶制取印模，也需注意应用聚醚橡胶配套的 light body 剂型，配合常规剂型，形成双相印模，并且注意口内固化时间需达到 5 分钟，以免发生变形。

二、托盘的选择

制取精细印模需要采用坚硬的、不会变形的托盘，以免因托盘变形导致印模变形。一般不锈钢材料或硬质塑料的托盘均可应用，而铝制、普通塑料等托盘则不建议使用（图 3-19~图 3-21）。

原则上讲有孔托盘和无孔托盘均可以使用。从对印模材料施加足够压力的角度讲，笔者更推荐使用无孔不锈钢托盘。足够的压力可以促使高流动性的 light body 更好的流动到龈沟等细节部位，有利于制取精确性更好的印模。

防止印模材料脱模是非常重要的。

为了防止印模材料脱模，建议采用和印模材料匹配的托盘粘接剂（图 3-22）；当然如果托盘本身具备很好的机械固位形态，不涂抹托盘粘接剂也是可以接受的。

还需要严格遵守印模材料要求的口内固化时间，建议使用定时器严格控制时间，而不是根据"手感"判断。如果固化时间不足，容易造成印模变形、或者脱模，影响印模的准确性。

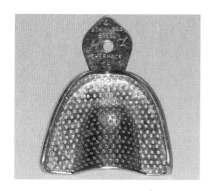
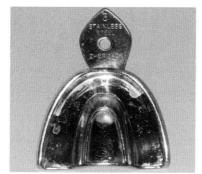
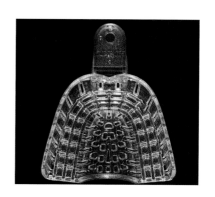
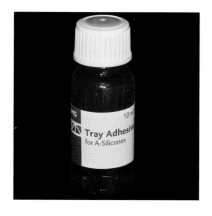

图 3-19　　图 3-20　　图 3-21

图 3-22

图 3-19　不锈钢有孔托盘
图 3-20　不锈钢无孔托盘
图 3-21　硬质塑料托盘
图 3-22　硅橡胶印模托盘粘接剂

三、印模技术的选择

前文已经谈到，制取瓷贴面印模应采用双相印模技术。双相印模技术又分为双相一次印模和双相两次印模两种基本方法。

总体来讲，双相一次印模技术方法简便，材料、时间消耗均较少，技术敏感性低，适合常规使用。

以往认为双相两次印模的精确性更高，建议在需要极高精确性时采用。但近年来越来越多的文献已经证明，双相两次印模的技术敏感性较高，如果不能很好的控制二次印模的空间，light body 材质所占空间过大的话，反而可能引起精确性的降低。

因此，从降低技术敏感性的角度来讲，现代的观点也支持在一般情况下常规应用双相一次印模法。笔者多年的经验也证明双相一次印模可以获得很好的印模效果（图 3-23~ 图 3-25）。

需要注意的是，如果采用手混 putty 油泥型初印模，要控制好手混时间不要过长。如果初印模硬度过大，易造成两种印模之间产生分层现象，影响精确性（图 3-26）。相对来讲，机混型 heavy body 作为初印模效果更好。

图 3-23　图 3-24　图 3-25

图 3-23　良好的双相一次印模（DMG 加成型硅橡胶）
图 3-24　良好的双相一次印模（贺利氏加成型硅橡胶）
图 3-25　良好的双相一次印模（3M ESPE 聚醚橡胶）
图 3-26　12、22 唇侧有分层现象

图 3-26

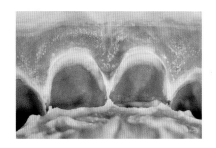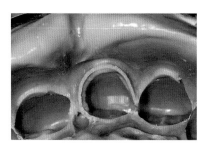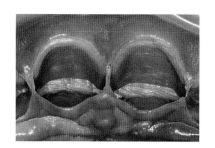

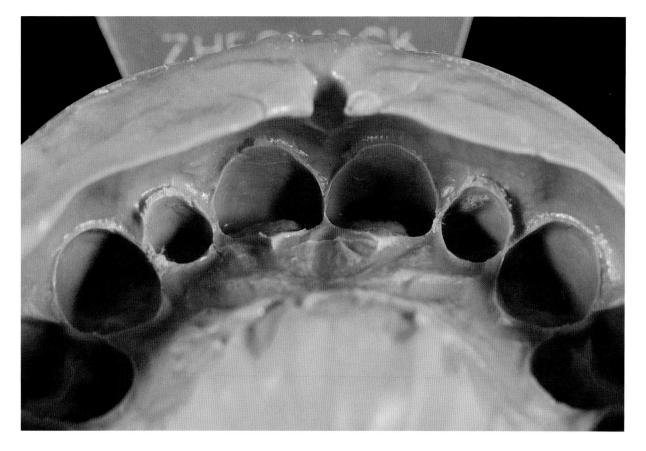

对于多个瓷贴面修复的患者，如果仍采用双相一次印模，需要同时把握的关键点非常多，对于很多医师来讲操作难度过大，此时可以采用双相两次印模。

采用双相两次印模，已经固化的初印模更容易给瓷贴面预备体同时施加切龈向和唇舌向两个方向的压力，更容易制取出细节精确的印模（图 3-27，图 3-28）。

尤其是很多预备至齐龈的病例，或者无预备修复的病例，基牙自身可能没有制备出非常明确的终止线，我们希望修复体能够终止到平齐龈缘的位置，完全覆盖、遮盖龈上牙冠。采用双相两次印模技术，即使没有排龈，也有机会获得少量龈下形态，有利于技师制作更精确的修复体（图 3-29）。

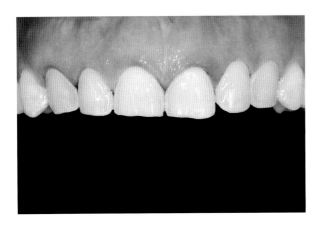

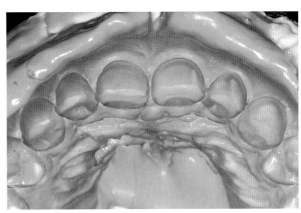

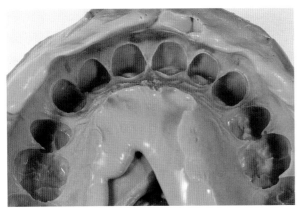

图 3-27　贴面预备排龈后
图 3-28　良好的双相两次印模
图 3-29　未排龈，良好的双相两次印模

图 3-27　　图 3-28

图 3-29

四、瓷贴面精细印模操作中的技术细节

1. 应用 light body 的原则和部位

精细印模材料的 light body 剂型具有较 putty 和 heavy body 剂型更强的流动性、更好的流变性，采用双相印模可以将牙齿表面所有细节精确的复制。

Light body 还有一个优势，就是弹性形变回复能力更强。当印模材料硬固、脱模时，需要通过基牙的倒凹区域，因此会压迫印模变形，这种变形需要在脱模后 0.5 个小时左右才能回复，并且不同种类的印模材料回复能力是有差异的，而 light body 具有更好的回复能力。

那么是不是 light body 应用的原则就是多多益善呢?

并不是这样，light body 也存在着它的劣势，那就是其自身有可能发生的收缩形变要高于 putty 和 heavy body。当 light body 自身体积较小时，这种收缩形变完全可以忽略不计，但如果 light body 占据很大的空间、存在较大的厚度，则可能把这种问题的影响放大，影响印模的准确性。

因此，应用 light body 的原则是必要的位置要全面，但要尽量减少其体积和厚度。

进行印模制取时需要应用 light body 的位置包括以下区域:

（1）预备体整体;

（2）工作区域的龈缘和唇侧区域;

（3）所有前牙的舌腭面和后牙的𬌗面。

Light body 的应用顺序是从相对次要的位置到相对重要的位置，以保证重要位置最佳的精确性（图 3-30）。

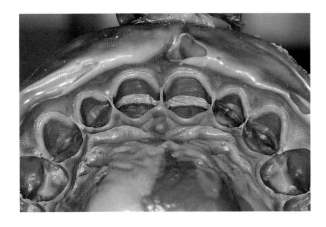

图 3-30

图 3-30 良好的双相一次印模，light body 应用恰当、适量

2. 双相二次印模的修整原则和位置

掌握了双相印模中 light body 部分应占据的位置和原则，就可以清楚在二次印模操作时对初印模修整的原则和位置。

修整的原则很简单，就是可以使印模顺利再次就位，为 light body 预留适宜空间。使印模可以顺利就位的目的是避免再次就位过程中初印模受到压缩、变形，而变形空间在终印模固化的 3.5 分钟时间内不能完全回复，则多余的空间被终印模所占据。待印模最终完成、弹性变形完全回复后，印模的准确性就会受到影响。因此，所有影响印模再次就位的倒凹区域都需要进行修整。

除此之外，就是前述应用 light body 制取的最精细的区域也需要进行修整，为 light body 预留空间。

所有修整区域的修正原则都是适可而止，不希望形成过厚的 light body 层。

使用改良双相二次印模法可以减小一部分操作难度（图 3-31~图 3-34）。

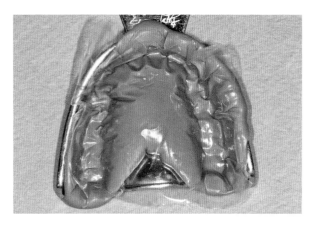
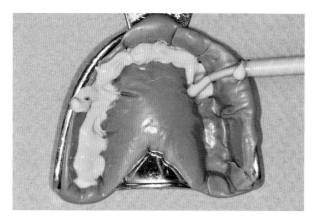
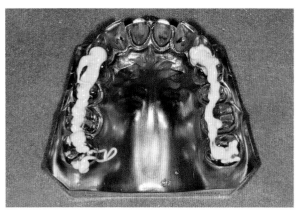
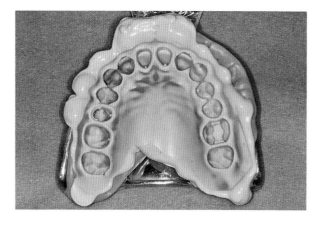

图 3-31　利用薄膜制取初印模
图 3-32　简单修整后制取终印模
图 3-33　口内应用 light body
图 3-34　良好的双相两次印模

图 3-31　图 3-32
图 3-33　图 3-34

3. 印模材料亲水性和术区干燥

制取精细印模时，口腔内需要保持相对干燥的环境，尤其是预备体等重要区域，需要保持完全的干燥。这是由于目前的精细印模材料的亲水性不足所造成的。

尽管多年前聚醚橡胶就声称具有良好的亲水性，近年来加成型硅橡胶也陆续声称进行了亲水性的改进，但在实际应用中可以发现所有这些材料的亲水性其实并不理想。如果基牙表面湿润，或者龈沟内存在液体，制取的印模就可能存在不清晰、水泡等问题。

因此，在制取印模前需要彻底控制、清除龈沟内的唾液、血液等液体，吹干印模区域的牙齿表面，并注意控制唾液腺的分泌。必要时需要用棉卷、棉棒或者专用的隔离纱片隔离，印模范围广泛时需要由助手协助控制术区隔湿和干燥。

4. 倒凹区的处理

由于精细印模材料具有良好的弹性回复能力，因此一般的倒凹都不需要做特殊处理，印模材料具有复制倒凹区域的能力。

但是对于未被打开的牙间三角间隙，则需要给予充分的重视，需要在制取印模前进行填塞处理，否则会造成脱模困难，并且可能撕裂制取好的印模（图 3-35）。

一般采用小棉球填塞即可。如果不是工作区域，将三角间隙完全封闭即可；对于贴面修复的工作区域，则需注意仅封闭舌侧区域，不要遮盖工作区域（图 3-36）。

另外，如果存在明显唇舌向倾斜的天然牙，也需要注意填塞其过大的倒凹，否则会造成脱模困难。

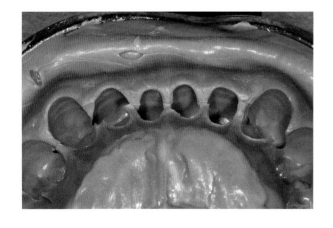
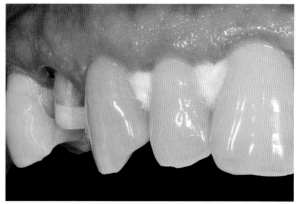

图 3-35　　　图 3-36　　　图 3-35　撕裂的印模
　　　　　　　　　　　　图 3-36　填塞三角间隙

122

from standard
to MI & No
preparation

瓷贴面修复技术
——从标准到微创无预备

第三节 瓷贴面修复的数字印模技术

当今的时代已经进入到数字化时代，在这个时代中数字化的革命正在迅速覆盖生活中的各个方面。

修复体的制作是口腔医学领域中较早实现数字化革命的部分，与之相匹配的是为数字化制作提供基础的印模制取数字化。

数字化印模近年来发展迅猛，已经有越来越多的临床医师开始接触、接受数字化印模，而数字化印模技术的发展也在不断满足着临床医师的各种需求。

目前在临床上可以见到的数字化印模系统非常繁多，目前应用比较广泛的系统包括：CEREC Bluecam 系统（Sirona 公司）、CEREC Omnicam 系统（Sirona 公司）、TRIOS 系统（3shape 公司）、PlanScan 系统（Planmeca 公司）等；其他还包括 Cara 系统（Heraeus 公司）、iTero 系统（Cadent/Straumann 公司）、Lava C.O.S. 系统（3M 公司）等。国内目前也有许多研发团队正在开发具有自主知识产权的数字印模系统。

本章结合目前在临床上应用最广泛、最成熟的 CEREC Omnicam 系统（Sirona 公司）和 TRIOS 系统（3shape 公司）为例，向读者简要介绍瓷贴面修复中数字印模技术应用的技巧。

一、CEREC Omnicam 系统简介

CEREC Omnicam 是 Sirona 公司于 2012 年 8 月发布的口内扫描系统，该系统采用连续立体摄影的方式获取图像，再利用软件系统分析配准获得口腔软硬组织全彩三维数据（图 3-37，图 3-38）。

该系统除了在三维数据获取方面具有一定的创新之外，还兼顾了功能和人性化的特点，曾获得 2013 年 iF 产品设计奖。

CEREC Omnicam 取像的核心技术为动态摄影技术，不需要喷涂遮光粉。取像探头与被拍摄物体的最佳距离为 5mm，在 0~15mm 的范围内均能得到高精度的数据信息。

CEREC Omnicam 口内扫描系统能与 CEREC 系统内的其他软硬件兼容，也能够通过软件以通用格式输出，将数据应用于其他系统，成为数字化修复的重要入口。

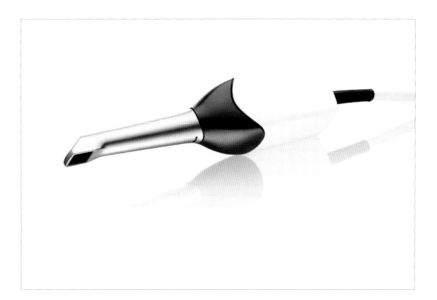

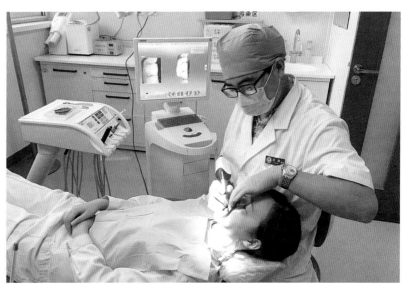

图 3-37

图 3-38

图 3-37　CEREC Omnicam 手柄
图 3-38　应用 Omnicam 扫描

二、TRIOS 系统简介

丹麦的 3shape 公司于近年研发出的 TRIOS 口内扫描仪也是一种技术较为先进的口内数字印模系统。

TRIOS 运用超快光学切割（ultrafast optical sectioning）技术和共焦显微技术，即使不改变扫描头与牙齿的相对位置高度，也可通过焦平面位置周期性的自动变换和聚焦成像，实现牙齿不同层面的动态连续扫描及三维成像，每秒可捕捉超过 3000 幅二维图像，达到动态摄像的速度，实时地创建出三维数据（图 3-39~ 图 3-42）。

图 3-39　TRIOS 第二代扫描手柄
图 3-40　TRIOS 第三代扫描手柄
图 3-41　应用 TRIOS 扫描
图 3-42　TRIOS 扫描的贴面印模
图 3-43　专用棉卷夹持器
图 3-44　橡皮障隔离下制取印模

| 图 3-39 | 图 3-40 | 图 3-43 |
| 图 3-41 | 图 3-42 | 图 3-44 |

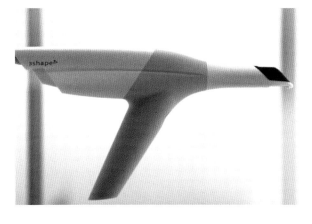
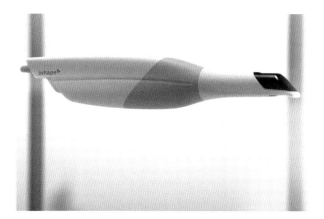
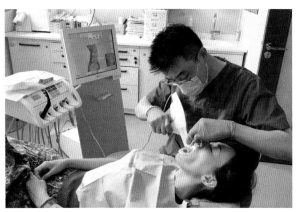
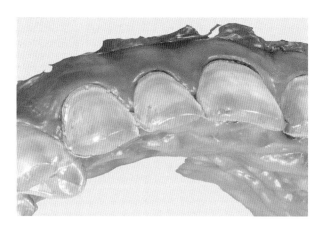

三、制取瓷贴面数字印模的技术要点

1. 取像前准备　在取像前，应提前开启口内扫描设备，使之自行完成预热。预热温度建议略高于体温，尽量不高于 50℃，否则会使患者产生不适感。

还需准备取像所需的物品，常规需要干燥及隔湿用物如棉球、棉卷、橡皮障等；如有必要排龈，则准备排龈线、排龈器、排龈膏等相关用物；如有需要止血，则准备肾上腺素、止血剂等用物。

取像前根据需要完成止血、排龈、清洁等操作，请患者漱口、吞咽唾液、平躺于牙椅上。

2. 干燥和隔湿　目前主流的口内扫描仪在取像时均不需要进行喷粉操作，但保证取像区域的干燥仍然是一个关键性技术。

以往喷粉表面的高阻射性和高反射性使得获取的术野图像均匀清晰，而在口内不喷粉情况下，牙体组织和软组织表面由于唾液等湿润元素的存在，其对光线的部分透过、折射和高光反射均可以导致无法获取部分区域的清晰图像，或者获取的图像与真实情况不符。

此时，操作者通常可以采用以下四种方式改善取像质量：

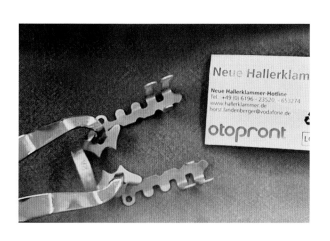

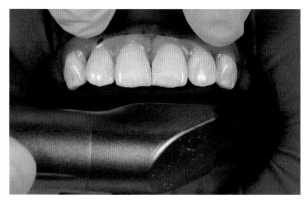

（1）棉球、棉卷结合：大多放置于前庭沟底及口底黏膜返折处，用于撑开软组织；注意棉球棉卷不要接触牙体组织，并尽量远离附着龈区域，因为该区域在大多数情况下是口内取像的关键区域；

（2）专用的棉卷夹持器可以更简单的获得良好隔湿效果（图 3-43）；

（3）使用橡皮障是最理想的隔湿手段，对于前牙区隔湿可以采用口唇环形开口器（图 3-44）；

（4）四手配合：制取数字印模需要护士或助手的默契配合，首先需要协助术者牵拉、阻挡湿润的软组织，如口唇、颊黏膜、舌体，以免其与牙体组织接触；对于唾液较多的患者，需要利用强 / 弱吸管吸取前庭沟和口底区的唾液；同时可以利用三用枪，轻轻吹拂牙体组织，切忌大力吹吸以免溅起口内液滴；有时还需要轻轻吹拂扫描头，以避免口腔内的哈气在镜头上泛起薄雾而影响印模制取。

3. 取像角度　数字印模口内取像时，通常需对目标牙进行分步、分区域连续重叠取像，技术要点如下：

（1）取像角度尽量与牙体组织长轴一致，减小近远中向夹角，这样可以减少倒凹区的存在，同时有效防止图像重叠时畸变的产生。

（2）在获取邻面图像时，取像角度可以在近远中向稍微倾斜，但不建议超过 15°，切勿为获取邻面清晰图像将扫描头大角度摆动，甚至立起；否则，获得的数据精度会明显下降。

（3）在扫描不同的牙面时，利用手腕的转动控制扫描头绕牙体组织长轴所在颊（/唇）舌（/腭）向轴面进行颊（/唇）舌（/腭）向旋转，尽量减少抬臂、压臂动作，形成良好的取像习惯。

4. 取像顺序　目前主流数字印模均属于动态取相系统，取相时手柄的移动需要缓慢而连续，并按照系统的要求遵循一定的规则和顺序，具体操作要点包括：

（1）取像基本要求：制取前牙贴面修复数字印模影像时，建议先获取唇侧影像，再由切端转至舌腭侧，需要注意唇颊侧牙龈、特别是附着龈区域应尽量获得清晰影像，包括预备牙及其邻牙和对颌牙及其邻牙的牙龈。

如果是后牙区，则建议先扫描获取咬合面影像，转至舌侧，最后获取颊侧影像。

（2）单牙贴面修复取像：一般建议先获取预备牙体的图像，再获取其远中邻牙影像，最后获取近中邻牙影像。

对颌牙则先获取与预备牙对应的牙齿影像，再获取其邻牙影像，最后获取唇颊侧咬合影像。

（3）多牙贴面修复取像：一般建议从远中向近中的顺序逐牙取像，各图像间连续重叠约 8mm，移动过程中减少手腕抖动，保证其稳定性。

对于跨象限的取像，可根据自己习惯从左至右或从右至左进行扫描。笔者个人习惯为从左至右，即从远离自己的一侧开始扫描；若为跨越中线的取像区域，应将一侧的扫描区域稍跨域中线约 1cm，再于中线处调换扫描头方向，扫描中线另一侧区域。该过程需注意勿使其他器械和软组织干扰取像，翻转后取像角度尽量相同，否则将会出现计算错误及虚假影像（图 3-45，图 3-46）。图 3-45 中可见下颌前牙切端影像不清晰，有伪影，牙体轴面形态异常。

如果在跨象限计算时出现错误，切忌仅去除形态不佳的个别牙体，建议先框选半侧不良影像，切除后再重新获取（图 3-47，图 3-48），或全部删除重新获取。

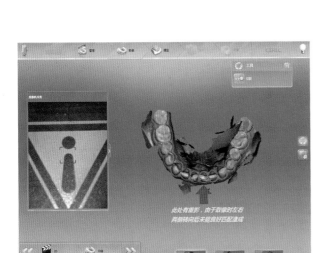

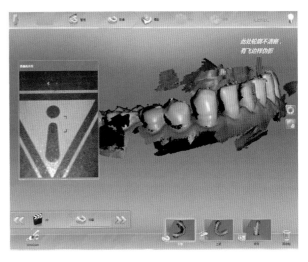

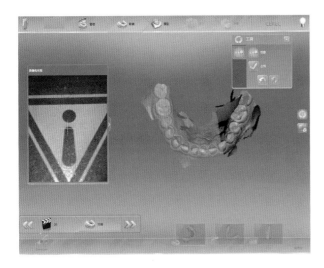

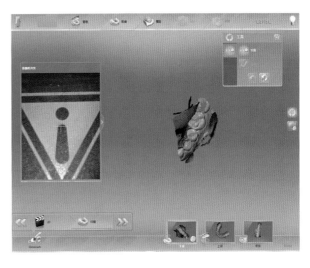

图 3-45　重合不良图像切端伪影
图 3-46　牙体轴面形态异常有菲边
图 3-47　切割工具选取不良影像
图 3-48　半侧切除后再重新获取

5. 取像范围

（1）对于单牙贴面修复：取像范围尽量减小，但至少须保证包括两侧邻牙在内的 3 颗牙齿；

（2）对于多牙贴面修复：取像范围应超过近远中最末端预备牙的邻接天然牙。如果口内大部分牙为预备体，天然牙数量极少，则建议进行全口扫描；如果口内均为预备体，建议对有硬组织承托区域的牙龈组织进行增加扫描，此时，若口内有特征性硬组织（如唇颊侧骨突），应对该区域增加扫描，以便于后期设计时匹配 Biocopy。

（3）Biocopy 取像：可以作为 Biocopy 取像目标的有以下三种情况：牙体预备前口内牙体组织，模型或蜡型及 mock-up 后口内牙体组织，以及临时冠材料。

Biocopy 取像的范围应与预备牙体组织取像范围一致，这样更有利于其相互匹配。对于模型和蜡型，取像范围建议规避与口内差异之处，如石膏包覆边缘、气泡、石膏瘤子等口内不存在的组织。

6. 取像时间　口内取像时间应尽量缩短，一方面防止口内唾液分泌和血液渗出导致的视野变化；另一方面避免因疲劳造成手抖动导致取像不一致，计算机处理后光学印模出现误差。

7. 取像环境　取像时，应注意尽量避免阳光照射强烈的环境，诊疗椅的口内投照灯也建议调弱或暂时移开，切勿用闪光灯拍照，避免杂光对取像数据精度的影响。

8. 唇颊侧咬合像获取　获取咬合像时应注意让患者用力咬牙，扫描时平行于唇颊面上下移动，获取到包含附着龈区域的图像，再沿唇颊面平移到相邻牙位进行扫描。注意不需要完全获取上下颌牙之间的间隙，应减少扫描头转动，否则获得的咬合垂直距离有可能过高。

9. 取像时的沟通　取像时注意与患者进行沟通，切勿生拉硬拽，由于患者往往有少许紧张情绪，若面部肌肉僵硬，则部分区域取像较为困难。应安抚患者使其放松，根据取像位置的需要控制患者张闭口程度，减少软组织阻碍。需要嘱患者用鼻腔呼吸，避免口呼吸导致的哈气，必要时可嘱患者吞咽唾液，保持口内干燥。

图 3-49　选择设计模式
图 3-50　多牙贴面生物生成
图 3-51　生物生成效果欠佳（唇面观）
图 3-52　生物生成效果欠佳（切端观）

图 3-49

图 3-50

图 3-51

图 3-52

四、不同设计方式适合的瓷贴面病例类型和数字印模要求

对于数字印模制取的通用技术要点，前文已按照各环节详细说明。在这一部分，笔者将以 CEREC 系统为例，对于不同设计方式适合的瓷贴面病例类型和数字印模要求进行实例分析。

CEREC 系统的主要设计模式有三种：生物生成、镜像和生物复制（图 3-49）。

取像的第一步是确定所要使用的模式。适合的瓷贴面病例类型和制取印模的模式难度及要求各不相同。

1. 生物生成模式　此模式制取数字印模相对简单，一般适用于单牙形态相对正常的贴面设计（图 3-50）；但对于多牙贴面的设计能力比较有限，有时可得到比较好的效果（图 3-51），但有时设计效果难以达到理想，需要后期大量更改，因此不建议应用于多牙的贴面修复（图 3-52）。

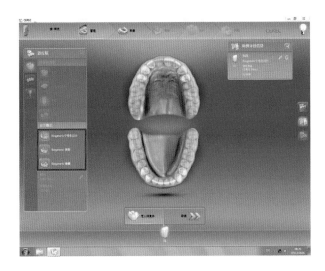
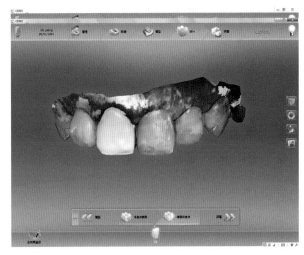
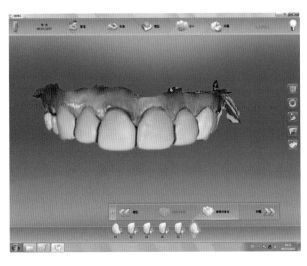
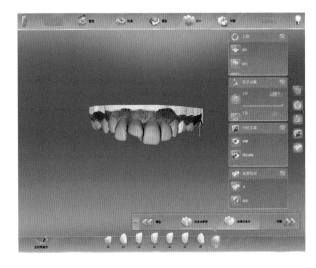

2. 镜像模式　镜像模式在贴面设计时多用于对侧牙形态较好的单牙贴面设计，在获取数字印模时，需要清晰地获取预备牙和镜像的对侧同名牙的数字印模（图 3-53，图 3-54）。

3. 生物复制模式　是多牙贴面制作最为常用的模式。

在生物复制模式中，多种信息可以作为复制对象，包括诊断蜡型、口内 mock-up 等，以此复制形成新的瓷贴面形态，复制还原度较高，较为贴近真实形态，后期只需稍加修改美化即可。

生物复制模式下取像相对工作量较大，除获取前两种模式所需的口内数据外，还需获取被复制形态的 Biocopy 数据（图 3-55，图 3-56）。

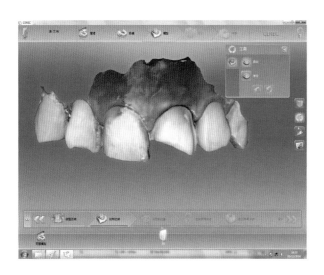

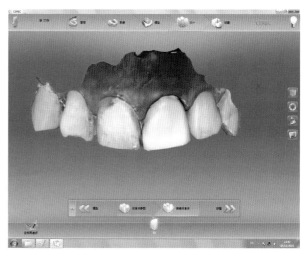

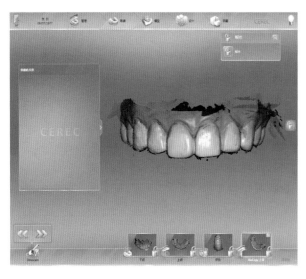

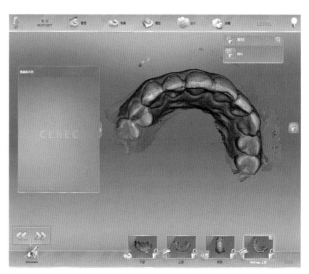

五、特殊情况下的扫描要求

1. 无预备贴面的数字印模　无预备贴面的取像需要获取牙体组织边缘、邻牙间接触形态、切端和舌腭侧形态等信息（图 3-57，图 3-58）。

所有牙体及预备体边缘需锐利、清晰，必要时充分排龈止血，暴露清晰、圆钝的肩台边缘；取像方向可以与牙体长轴的唇腭向平面平行，与唇面成 45° 角，易于清晰地获得唇面图像。

在扫描前牙切端时，经常会出现扫描无法连续的情况，这是由于切端与轴面转折较大，数据量较小导致的。

建议从一侧前磨牙颊侧开始扫描，沿唇颊面扫描至对侧前磨牙；然后翻转至前磨牙咬合面及舌腭面，再反向沿切端及舌腭侧扫描前牙区至对侧前磨牙咬合面及舌腭侧。此方法较容易获得精确的前牙切端数据，对于无预备贴面的数字印模制取是非常有意义的，并且可以提高扫描效率。

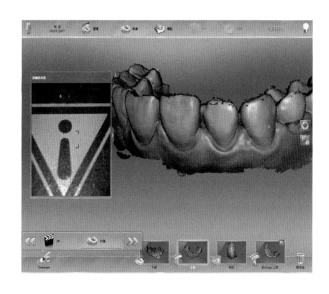 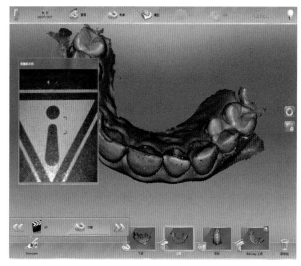

图 3-53　制取单牙贴面数字印模
图 3-54　镜像模式效果良好
图 3-55　Biocopy 数据（唇面观）
图 3-56　Biocopy 数据（切端观）
图 3-57　无预备贴面的数字印模（唇面观）
图 3-58　无预备贴面的数字印模（切端观）

2. 牙体组织间有明显间隙的数字印模　牙体组织间有明显间隙的情况下,扫描难度相对也会比较大。

此时需要清晰地获取牙体组织边缘、完整邻面、舌腭侧面的数据,其中大量邻面数据的获取是必不可少的、又是相对困难的,需要不断地调整扫描头的角度,以获取最全面的信息(图 3-59~ 图 3-62);只有充分获取这些牙体组织的印模数据,才可以进行准确的边缘线绘制,完成后期的设计和制作(图 3-63,图 3-64)。

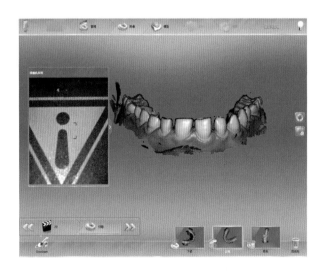

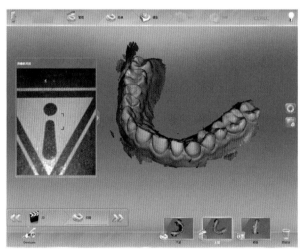

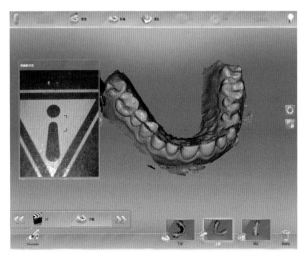

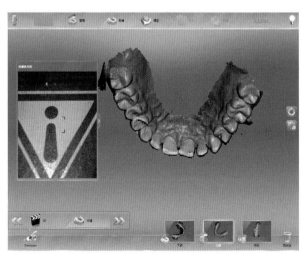

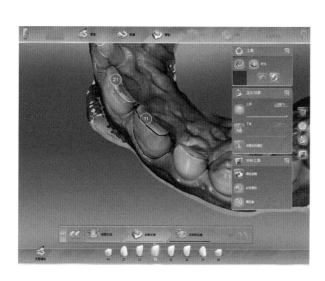

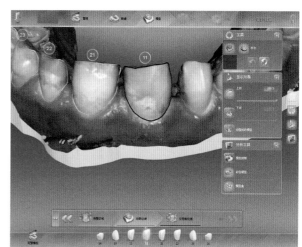

第四章　瓷贴面修复的比色、选色和表达

和常规的全瓷冠修复相比较，瓷贴面修复的比色更为复杂。

影响瓷贴面修复后的颜色效果的因素很多，包括基牙颜色、粘接树脂的颜色和透光性，以及修复体的颜色和透光性。达到良好、完美的颜色表达，需要临床医师和技师之间默契的配合、医技双方的共同努力。

本章与大家探讨瓷贴面修复比色中的特殊性，以及表达颜色信息的临床影像拍摄技术要点。

第一节　瓷贴面修复的比色、选色技术

　　瓷贴面修复的比色信息包括目标颜色和基牙颜色两部分，分别表达未来希望获得的颜色效果和目前牙齿颜色的基本状况，技师充分理解了这两方面的信息，才有可能获得满意的修复效果。

一、目标颜色

　　目标颜色是常规修复比色中通常需要表达的信息。

　　如果是个别牙修复或者少量前牙修复，无论是全瓷冠还是瓷贴面，修复目标通常是"仿真"，也就是将修复体融入到牙列之中。一般来讲，目标颜色信息指的就是真实的描述邻牙的颜色信息。此时临床医师所做的工作核心就是"比色"（图4-1）。

　　如果是多个前牙修复或者全部前牙修复，患者通常的美学需求会包括颜色的改善。对于本来存在牙齿颜色缺陷的患者，通常会希望通过修复治疗使牙列的颜色获得明显改善；对于原本牙齿颜色"正常"的患者，很多时候也会希望在修复治疗后进一步提升颜色的美观程度。此时临床医师所做的工作核心就是"选色"，也就是协助患者选择合适的治疗目标（图4-2）。在"选色"过程中，医师既要尊重患者的想法，也要给患者一定的专业指导意见。

图 4-1

图 4-1　个别牙修复的比色（仿真修复目标牙颜色为 1M1）
图 4-2　多个前牙修复中的选色（大范围修复目标颜色为 BL3~BL4）

图 4-2

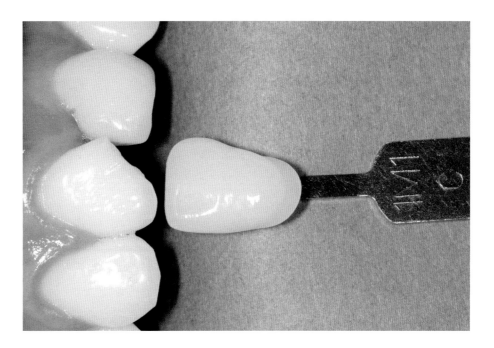

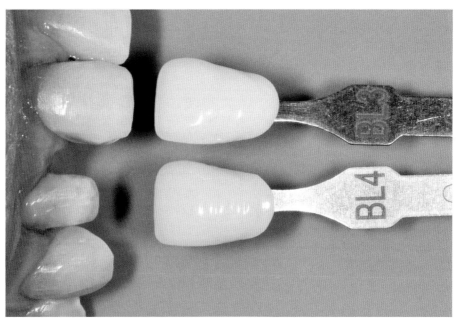

　　由于好莱坞文化的影响，超白色（好莱坞色）已经被很多患者所接受，作为临床医师也需要接受这种理念，在必要时满足患者的需求（图4-3~图4-8）；同时，临床医师也要结合患者的牙齿基本颜色，客观评估通过瓷贴面修复获得超白色治疗效果的可能性，制订切实可行的治疗目标，避免给予患者不切实际的治疗希望。

　　患者张女士，前牙曾两次全瓷冠修复，未达到满意的美学效果。临床检查可见严重的露龈笑伴牙龈曲线不良，其是影响美学效果最重要的因素，因此，制订治疗方案为牙冠延长手术＋生物导向预备技术（BOPT）塑造牙龈形态，待牙龈形态稳定后再次牙冠修复。

　　患者由于职业原因经常进行国际交往，接受牙齿的超白颜色，要求0M3的治疗效果。经过与患者充分沟通，并判断基牙颜色、全瓷冠的修复空间，确定超白色修复方案，并获得完美效果。

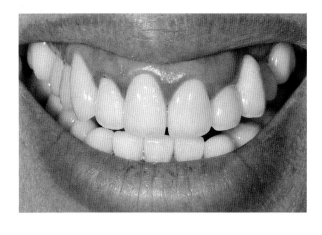
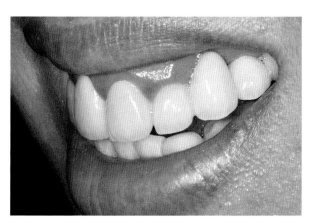
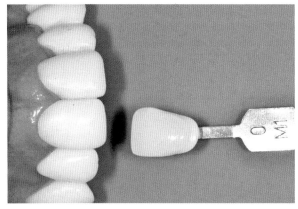
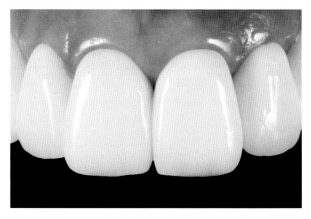

病例实战 27（完成时间：2016 年）

图4-3　原修复美学效果不佳（正面微笑像）
图4-4　原修复美学效果不佳（左侧微笑像）
图4-5　牙龈曲线调整后选色
图4-6　超白色修复后前牙效果

| 图 4-3 | 图 4-4 |
| 图 4-5 | 图 4-6 |

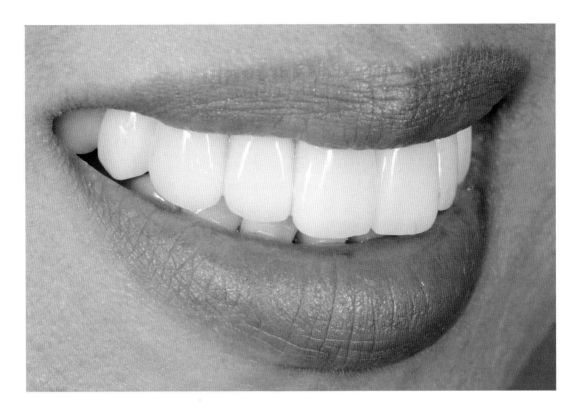

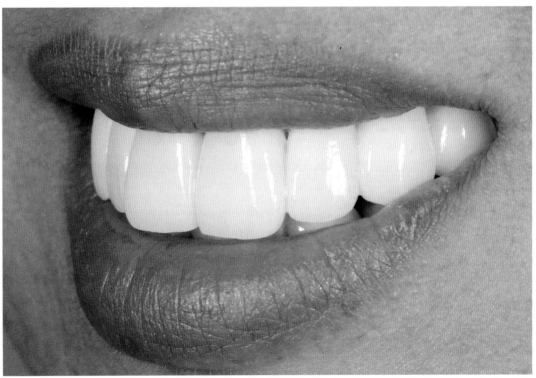

图 4-7

图 4-8

病例实战 27

图 4-7　超白色修复后右侧微笑效果
图 4-8　超白色修复后左侧微笑效果

二、基牙颜色

瓷贴面修复比色、选色中比较特殊的技术细节是对基牙颜色的确定和表达，这个步骤在全瓷冠修复中通常不是必须的。

各个全瓷材料的比色系统中都有针对基牙比色的比色板，采用这类比色板可以选择与基牙颜色最接近的色号；技师接收到这些颜色信息后，需要按照临床比色的信息制作树脂代型，以此为基础进行修复体颜色的试戴和调整（图 4-9，图 4-10），以达到和临床效果接近的目的（图 4-11，图 4-12）。

对于需要调整颜色效果的个别牙瓷贴面修复，以及基牙颜色不一致的多个牙瓷贴面修复，还有瓷贴面、全瓷冠混合修复的病例，进行基牙颜色的比对、表达是非常重要的。如果没有这些颜色信息，对于技师来讲基本上没有机会做到"颜色准确"。

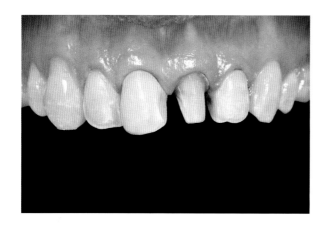
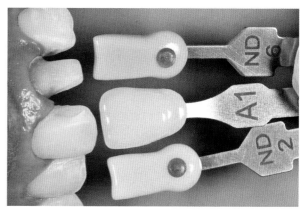
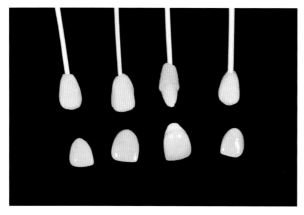
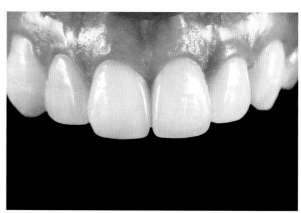

图 4-9   全瓷冠和瓷贴面混合修复，基牙颜色不一致，这给技师提出了严峻的挑战
图 4-10   临床医师对目标颜色和基牙颜色都进行了选择，全面表达和传递颜色信息
图 4-11   技师根据基牙颜色信息制作树脂代型，在树脂代型上进行试戴和颜色调整
图 4-12   瓷贴面和全瓷冠共同就位后，获得了一致的颜色效果，保证了良好的美观效果

图 4-9   图 4-10

图 4-11   图 4-12

三、瓷贴面修复前改善基牙颜色的必要性

笔者在 2008 年曾做过临床研究，证明瓷贴面修复前对基牙进行漂白治疗的临床意义不明显。

其原因是漂白治疗虽然可以在一定程度上改善基牙的颜色，但经过标准瓷贴面约 0.8mm 的牙体预备后，漂白治疗的效果已经变得不甚明显；再经过约 0.8mm 的瓷贴面遮盖，漂白治疗仅余的一点效果也几乎无法分辨（图 4-13~ 图 4-21）。

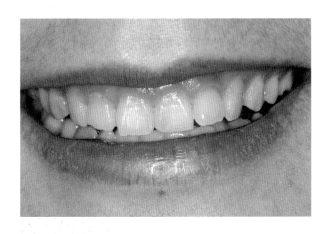
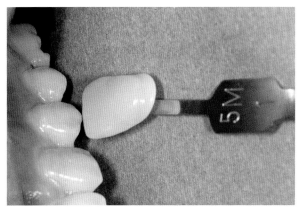

图 4-13   图 4-14

病例实战 28

图 4-13　全牙列颜色不佳
图 4-14　基础颜色比色 5M1

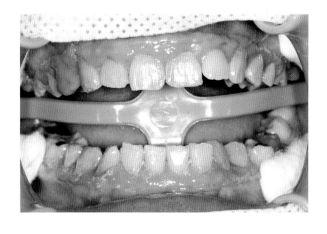

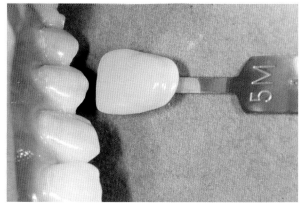

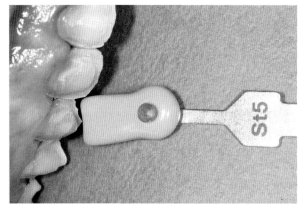

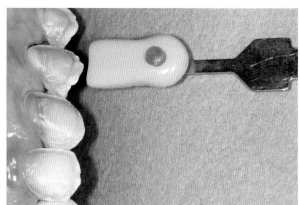

病例实战 28

图4-15　保留对照牙漂白治疗
图4-16　漂白后基牙颜色明显改善
图4-17　预备后对照牙比色
图4-18　漂白基牙预备后比色

图 4-15　　图 4-16

图 4-17　　图 4-18

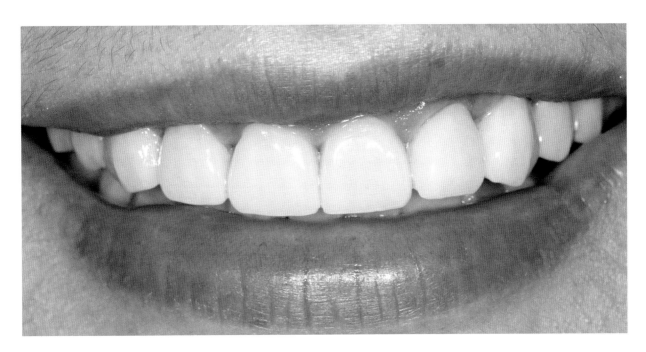

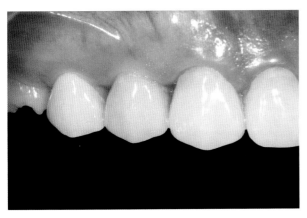

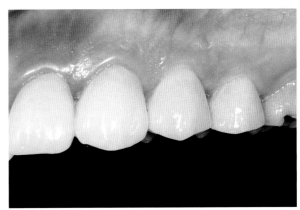

图 4-19

病例实战 28

图 4-19　瓷贴面修复后全牙列颜色获得明显改善
图 4-20　未漂白的对照牙修复后颜色略暗，但不明显
图 4-21　漂白后再修复的最终效果改善程度与对照牙差异并不明显

图 4-20　　　图 4-21

但是，随着微创、超薄瓷贴面的应用逐渐增多，贴面修复结合漂白治疗的理念需要重新认识。

首先，超薄修复体的透光性明显增强，基牙颜色改善的意义较常规贴面修复明显提高。其次，由于基牙预备量很少，漂白治疗的效果可以得到完好地保存，而不会因为牙体预备而损失掉；很多情况下甚至可以考虑在微创牙体预备后再进行基牙漂白，则效果更为直接（图4-22~图4-25）。

需要注意的是，牙齿漂白会对表面的树脂粘接造成不利影响，很多研究证明漂白治疗后2周才能恢复正常的树脂粘接能力。因此，如果进行了基牙漂白，需要等待至少2周才能进行瓷贴面修复体的永久粘接。

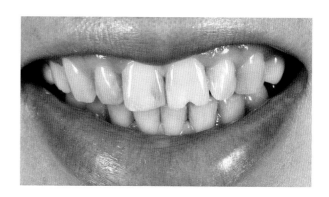

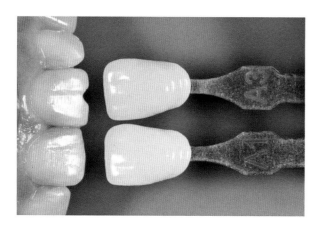

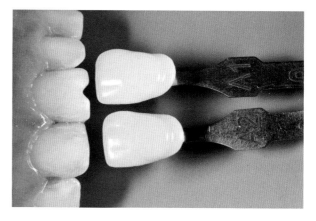

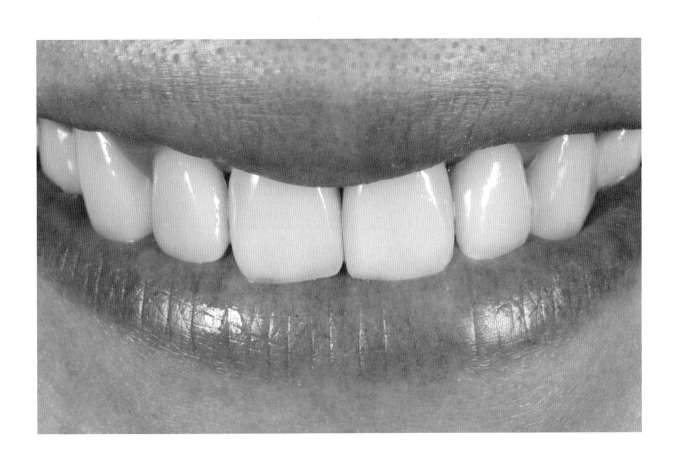

图 4-22

图 4-25

图 4-23   图 4-24

图 4-22   全牙列颜色不佳
图 4-23   治疗前比色
图 4-24   微创贴面预备体漂白后
图 4-25   微创超薄瓷贴面修复后

第二节　颜色信息临床影像的拍摄

临床比色或选色后，需要将这些颜色信息准确地传递给技师，拍摄临床影像成为非常重要的方法。

越来越多的临床医师把拍摄临床影像当作临床常规操作，但必须认识到临床影像表现颜色信息有其局限性。首先相机颜色本身会有偏差，再者颜色的再现受显示器影响，因此，一般不能直接根据临床影像指导基础颜色。虽然有一些颜色校正工具可以帮助我们在电脑上看到真实的颜色，但操作比较复杂，还不能方便的应用于临床。

目前可以做到的是，通过临床影像帮助技师能够更准确的理解医师所选择的颜色效果。尤其是对于存在基牙颜色不同的情况，可以帮助技师理解天然牙的颜色，完成仿真修复或者多个修复体之间的颜色协调（图 4-26~ 图 4-28）。

图 4-26　根据患者愿望，选择目标颜色为 BL3~BL4，拍摄影像
图 4-27　针对全瓷冠和瓷贴面基牙选择基牙颜色，拍摄影像
图 4-28　技师制作树脂代型，在树脂代型上进行试戴和颜色调整

图 4-26　图 4-27

图 4-28

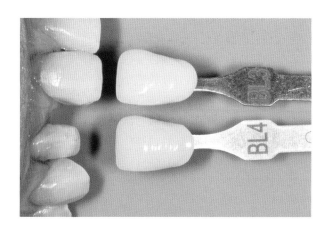

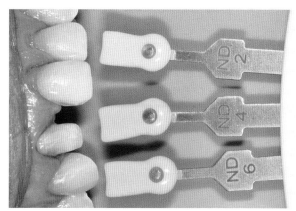

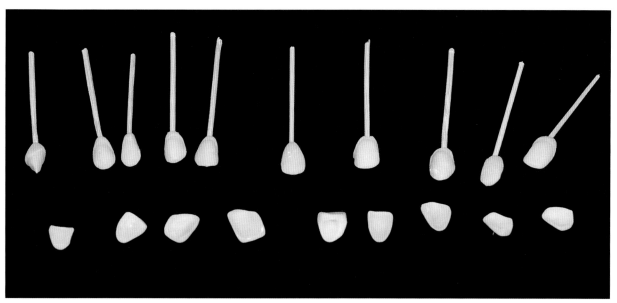

148

from standard
to Mi & No
preparation

瓷贴面修复技术
——从标准到微创无预备

拍摄这个影像建议采用灰色背景。

由于拍摄时闪光灯的灯光很强，如果拍摄中不使用背景，闪光灯灯光照射到红色的舌腭侧黏膜后，红光大部分被反射、其他颜色的光大部分吸收。这对于基础颜色的判断会有明显影响，也不利于观察切端半透明性。为了消除这种影响，在拍摄时需要采用背景，使光线能够被等量的吸收。

但是拍摄本影像不建议采用黑色背景板。这是由于黑色背景与白色的牙齿之间对比过于明显，过度的对比会有"耀眼"的感觉，干扰人的颜色感知系统、降低人感知颜色的能力，不利于基础颜色的观察。

灰背景可以使人的视锥细胞放松，有利于提高辨色的准确性。

中等灰度的灰色卡纸裁剪成一次性的背景纸是一种最经济实惠的解决方案（图4-29）；Smileline 的灰色白平衡板也可当作灰色背景板用于这张影像的拍摄（图4-30）；如果采用松风公司的口腔专用相机 Eyespecial-C Ⅱ 拍摄，由于相机具备自动调整背景颜色的功能，就不需要应用灰色背景板拍摄（图4-31，图4-32）。

拍摄比色影像时的具体操作如下（图4-33）：

1. 患者平躺于牙椅上，可以请患者协助自行牵拉口唇组织，充分暴露比色牙齿；

2. 助手在患者口内放置灰色背景板和比色板色块，使被比色牙、比色板色块、比色板色号处于均一的灰色背景，并且尽量处于同一水平面、同一直线上；

3. 比色板色块应与被比色牙切端对切端放置，尽量接近，但应留有小间隙；

4. 使用被比色牙长轴作为水平中线校正相机；

5. 构图中尽量少，包括牙龈；

6. 要使比色板的色号清晰可见，必要时可轻微调整拍摄角度以避免色号反光。

图 4-29　灰色卡纸背景板
图 4-30　灰色白平衡板
图 4-31　Eyespecial-C Ⅱ 拍摄的原始比色影像
图 4-32　Eyespecial-C Ⅱ 自动处理的灰色背景比色影像
图 4-33　比色影像的拍摄方法

图 4-29

图 4-30

图 4-31

图 4-32

图 4-33

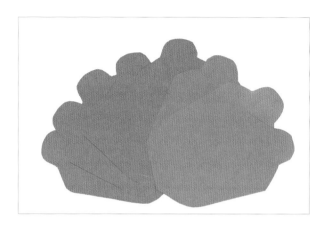
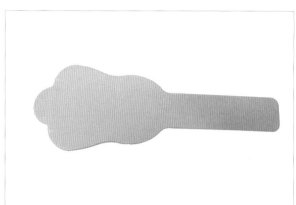

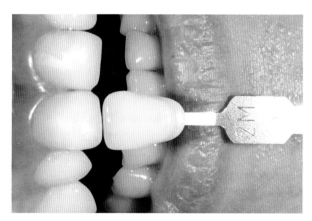
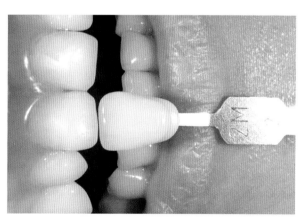

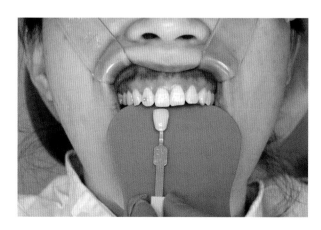

第五章 临时瓷贴面修复的制作和固位

全瓷冠修复过程中，在等待正式修复体制作的阶段，通常都需要进行临时冠修复。临时冠具有以下重要意义：

1. 保护预备后的基牙，临时恢复牙齿的完整和功能。

2. 维持基本的美观效果。

3. 对于美学要求高的患者，进一步确认美学设计。

4. 维持口唇突度，避免或缩短正式修复后的不适应过程。

5. 对于需要进行牙龈形态精细调整的病例，可以通过临时修复体的穿龈部分形态进行牙龈形态的诱导和塑形。

对于瓷贴面修复来讲，由于其牙体预备量较全瓷冠通常明显减少，对于牙齿的完整性和基本功能的影响较小，并且还需要考虑临时修复体的固位对未来永久粘接的影响，因此，是否需要制作临时修复体、如何固位临时修复体是值得探讨的问题。

152

from standard
to MI & No
preparation

瓷贴面修复技术
——从标准到微创无预备

第一节　临时瓷贴面修复制作的必要性

在瓷贴面修复过程中，考虑是否需要制作临时瓷贴面修复体时，应从上述五点思考。根据牙体预备类型、预备量的多少不同，可以分为以下类型：

一、牙体预备量较大的瓷贴面修复

瓷贴面修复中牙体预备量最大的是邻面打开的情况。

对于完全打开了邻面的瓷贴面预备体，从临时恢复牙齿的完整性、保护预备后基牙、恢复基牙的基本功能等多个角度考虑，进行临时瓷贴面的制作都是有意义的。

并且，由于此时基牙具备一定的机械固位型，这类临时修复体的固位相对来说是最容易获得的（图 5-1~图 5-4）。

图 5-1　由于基牙邻面存在龋坏、充填体等问题，瓷贴面预备过程中打开了邻面
图 5-2　制作临时贴面恢复牙齿完整性，保护预备后的基牙，同时恢复基本的牙齿功能
图 5-3　完成的瓷贴面修复体
图 5-4　瓷贴面修复完成

图 5-1

图 5-2

图 5-3

图 5-4

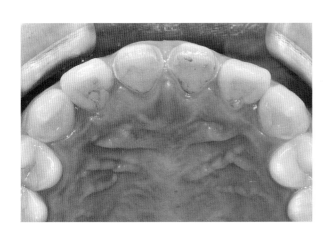

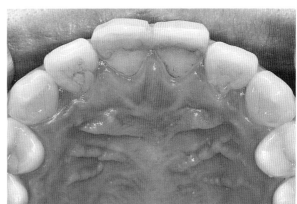

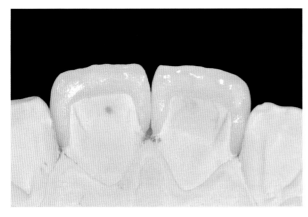

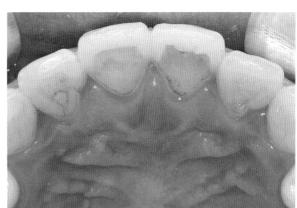

二、标准的对接型或包绕型牙体预备

如果进行的是标准的对接型或包绕型预备，会造成基牙的切端部分缺损，相对比较明显的影响基牙的完整和功能，此时制作临时修复体会有一定的临床意义。

但是由于临时贴面修复体很难具有非常理想的固位效果，实际上即使制作了临时修复体，通常也只是恢复了牙齿的形态完整性，改善了美观，很难真正发挥功能。

如果患者对过渡期的美观具有一定的要求，不能接受一过性的切端缩短的效果，就应考虑为患者制作临时贴面修复体。但需要叮嘱患者不要应用临时修复体进行切咬等动作，否则可能发生脱落。

这种情况下制作临时修复体，还具有可以进一步确定美学设计、维持口唇凸度的临床意义。针对美学需求较高、对治疗效果比较挑剔的患者，应给予临时贴面修复（图 5-5~ 图 5-8）。

三、开窗型牙体预备或微创牙体预备

常规瓷贴面牙体预备中的开窗型，以及牙体预备量更少的微创预备贴面，对于牙齿的完整和功能影响非常小，仅从过渡期的美观性考虑，基本不需要进行临时修复体的制作。并且，在这种情况下制作的临时修复体，很难实现良好的固位，因此笔者在很多这种类型的病例中并不制作临时修复体。

但是这需要两个前提，一个是患者对于前期的美学诊断、美学设计非常认同；另一个是知晓、接受未来口唇需要、对新的凸度有过渡适应期。

也就是说，我们必须通过一系列的美学诊断、蜡型设计、mock-up、travel smile 等步骤，完全取得患者的信任，让患者完全接受医师的设计，才能够进入最终的取印模、制作正式修复体的步骤，此时不制作临时修复体是安全的。如果没有切实有效的前期诊断、设计和沟通，贸然进行正式修复体的制作，而又未进行临时修复体的制作，就会存在很大风险。

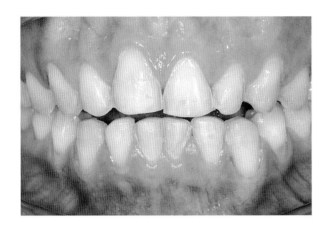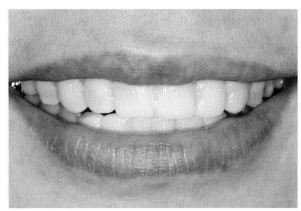

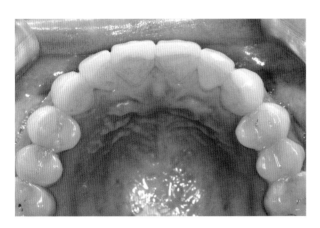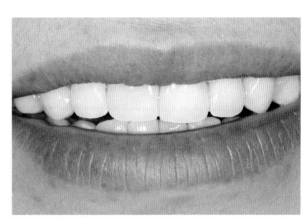

图 5-5	图 5-6	图 5-5	前牙区对接型预备，患者对美学效果要求较高，因此需要进行临时贴面修复
		图 5-6	通过临时贴面修复，进一步确认美学设计，同时使患者口唇维持稳定凸度
图 5-7	图 5-8	图 5-7	完成的瓷贴面修复体
		图 5-8	修复获得满意效果

四、存在牙龈塑形意义的临时修复体

在存在牙体改形需要、或者需要进行牙龈形态精细调整的病例，通过临时修复体的穿龈部分形态进行牙龈形态的诱导和塑形经常是一个重要步骤（图5-9，图5-10）。

在牙冠修复中，临时冠阶段经常进行这一类精细操作，瓷贴面修复时也有少量情况需要做这一工作。此时，将修复体边缘置于牙龈下、制作临时修复体成为必要的步骤。

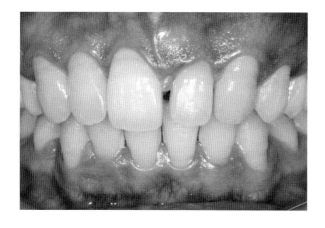
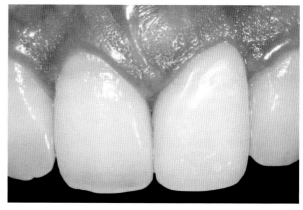

（王六医师提供病例资料）

图 5-9　21需改形为11，通过临时贴面修复体引导塑形牙龈形态
图 5-10　制作临时贴面修复体，压迫、引导、重新塑造牙龈形态
图 5-11　瓷贴面牙体预备完成后
图 5-12　利用导板制作临时贴面
图 5-13　修整完成的临时贴面

图 5-9　　　图 5-10　　　图 5-11　　　图 5-12

图 5-13

第二节　临时瓷贴面修复的制作方法和固位方式

临时贴面的最基本制作方式是利用诊断蜡型翻制的硅橡胶导板用 mock-up 的方式在口内直接制作。

采用临时冠材料在口内压制成型后从口内或导板印模内取出，需要进行精确的形态修整，包括龈缘形态修整、龈乳头位置的修整，以及表面的抛光等（图 5-11~ 图 5-13）。

经典教科书中建议采用"点酸蚀"、"点粘接"法增加临时贴面修复体的固位。但实际操作中会发现，即使是"点酸蚀"、"点粘接"，最终仍有一定的面积会形成树脂粘接。

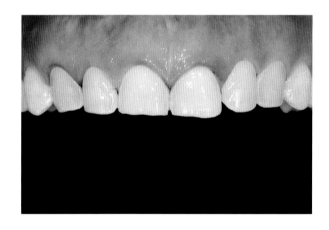

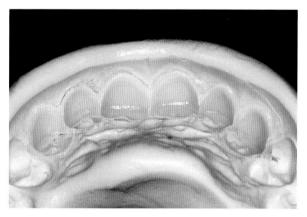

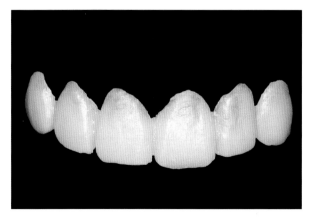

在粘接正式修复体之前，这部分树脂粘接层需要彻底去除。除了机械的清洁、去除以外，为了保证永久修复体的良好粘接效果，还应使用车针进行微量打磨。

而这种打磨实际上非常难以精确。打磨量不足的话，可能会轻微影响贴面的精确就位，增加粘接树脂的厚度，进而影响美学效果，还有可能损失有效的粘接面积（这种情况比较容易发现，一般也不会发生这种情况）；打磨量略微过度的话，对贴面就位通常没有影响，通常也不会减小有效粘接面积，但有可能会造成粘接树脂的局部增厚（这同样也有可能影响修复后的美学效果）。

因此，笔者不建议常规应用"点酸蚀"、"点粘接"的方式增加临时贴面修复体的固位力。

在非必需的情况下，可以考虑不进行临时瓷贴面的制作，是最简单的解决方案。

在需要制作临时修复体的情况下，笔者建议对修整好的临时贴面不做任何粘接处理，只需采用流动树脂进行重衬，填塞临时修复体与基牙间的所有微小间隙，就可以形成一定程度的机械固位（图 5-14~图 5-16）。

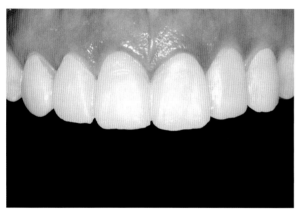

视频 19

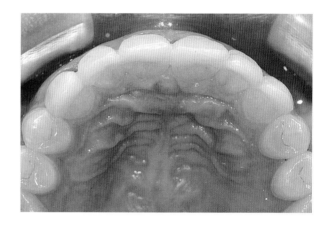

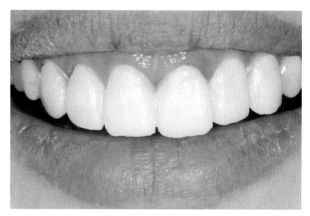

对于对接型和包绕型牙体预备，在可以避开咬合接触的前提下，采用流动树脂向舌侧略多的包绕牙体组织，增加机械固位；在邻面打开或者邻面存在间隙的情况下，可以充分利用牙颈部近远中形态增加机械固位，使临时修复体获得更好的固位（图 5-17，图 5-18）。

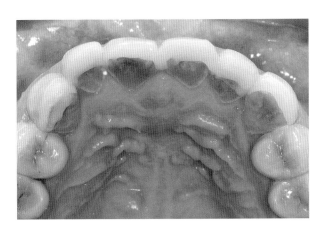 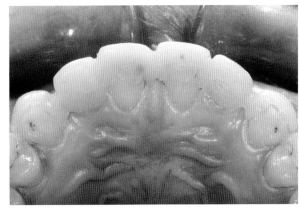

图 5-14　　　　图 5-15　　　　图 5-17　　　　图 5-18

图 5-16

图 5-14　重衬固位的临时贴面
图 5-15　完成的临时贴面（切端观）
图 5-16　完成的临时贴面（唇面观）
图 5-17　尽量包绕较多舌侧牙体
图 5-18　充分利用近远中形态

第六章　瓷贴面修复的加工和材料

最早期的瓷贴面是用瓷粉直接烤制而成的，但由于其强度较低，口腔医学工作者在不断研发强度更大的生物陶瓷材料。

在很长一段时间里，铸瓷作为制作瓷贴面修复体最主要的制作方式，从 Empress 到 Empress II，再到 e.max，陶瓷材料的强度不断提高，成为了一种令人信赖的材料和制作方式。

近年来，CAD/CAM 制作方式占据了越来越大的市场份额，从传统的玻璃陶瓷，到各种增强型玻璃陶瓷，再到混合物陶瓷，数字化的加工方式可以满足大部分的临床医疗需求。

与先进的技术和材料迅猛发展相伴随的是很多对美学要求非常高的医师，一直坚持应用最为传统的烤瓷技术制作瓷贴面，坚持追求最具个性化的仿真美学效果；而不断进步的粘接技术，也让这种古老的加工形式获得新的生机。

本章将和大家探讨瓷贴面修复的加工和材料。

第一节　烤瓷贴面技术和材料

　　烤瓷贴面技术的存在已有将近百年的时间，最早期的瓷贴面修复都是采用烤瓷方式完成的。

　　由于烤瓷材料自身强度较低，加之早期粘接材料能力有限，造成早期的烤瓷贴面成功率较低，很多医师因此放弃了烤瓷贴面修复的方式。随着近年来粘接材料的迅速发展，粘接强度和粘接树脂自身强度的明显提高，自身强度比较薄弱的烤瓷贴面在获得优秀的粘接基础后，可以表现出非常好的强度，长期使用效果重新获得肯定，因此越来越多的医师重新开始应用烤瓷贴面这种"古老"的技术。

　　理论上讲，任何烤瓷系统的瓷粉都可以进行烤瓷贴面的制作，技师可以根据天然牙的颜色、质感选择适当的瓷粉，达到合理的透明效果，获得与天然牙最为接近的美学效果。如果追求制作较薄的烤瓷贴面，就需要考虑瓷粉烧结后的强度。具有较大强度的材料更适于进行烤瓷贴面的制作（图6-1~图6-4）。

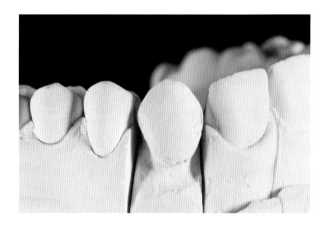

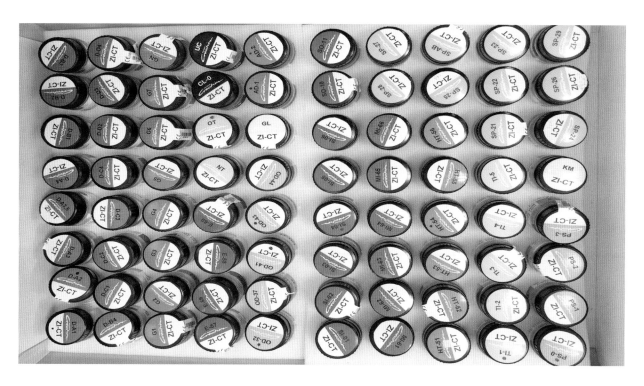

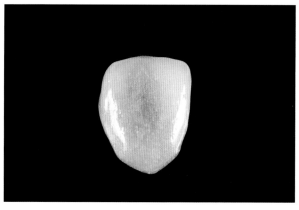

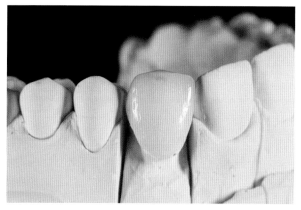

图 6-2

图 6-1　尖牙形态不良，拟进行烤瓷贴面修复改善
　　　　形态
图 6-2　烧结后有较高强度的瓷粉材料，适于进行烤
　　　　瓷贴面制作
图 6-3　完成的烤瓷贴面修复体
图 6-4　烤瓷贴面修复体试戴

图 6-1　　　　图 6-3　　　　图 6-4

一、"铂箔"技术制作烤瓷贴面

最古老的烤瓷贴面制作技术是"铂箔"技术,具体包括以下步骤(图 6-5~ 图 6-10):

1. 将菲薄的"铂箔"塑形到准备制作烤瓷贴面的代型之上;

2. 在铂箔上直接堆塑瓷粉,形成恰当的形态和层次结构;

3. 从代型上小心取下铂箔,连同堆塑成型的瓷贴面,进炉烤制;

4. 取下烤瓷贴面,修整外形,抛光或上釉,完成烤瓷贴面。

客观地讲,完成单颗牙的"铂箔技术"烤瓷贴面用时较短,操作并不很难,并且有机会形成个性化的颜色层次和质感,因此对十具有深厚烤瓷基础的优秀技师来讲,这种技术是非常值得应用的。

但是,如果用这种技术完成单颌多个牙的烤瓷贴面制作,对所有修复体进行很好的控制则会比较困难;并且这种技术制作的修复体应尽量一次烤制完成,如果发现存在问题,通常考虑重新制作;如果将已烤制成型的修复体再次进炉烤制,就会破坏已有形态以及组织面的密合度。

总体而言,这种技术的学习门槛并不高,但需要具有很深厚的瓷层堆塑基本功才能很好的完成。

图 6-5　制作烤瓷贴面的铂箔
图 6-6　将铂箔塑形至代型
图 6-7　烤瓷堆塑烤瓷贴面
图 6-8　带铂箔支撑烤制贴面
图 6-9　小于 0.3mm 厚度的贴面
图 6-10　完成的烤瓷贴面

图 6-5

图 6-6

图 6-7

图 6-8

图 6-9

图 6-10

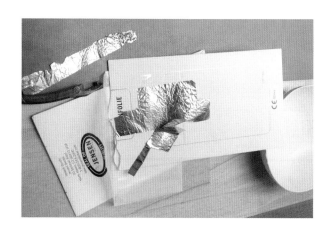

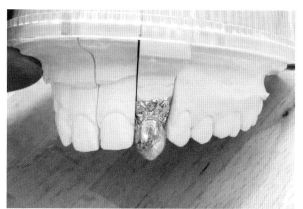

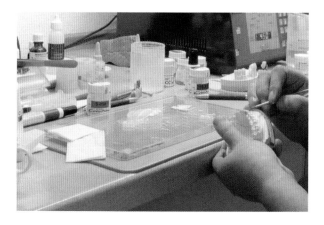

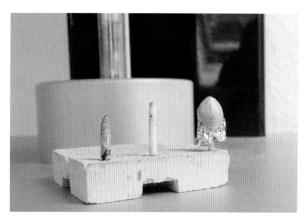

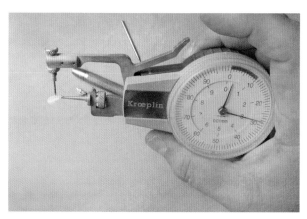

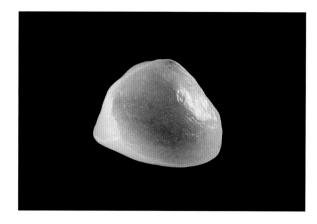

二、"耐火代型"技术制作烤瓷贴面

"耐火代型"技术是"铂箔技术"的一种替代技术，也是目前技师更多选择且应用的烤瓷贴面制作技术。这种技术的基本步骤包括（图 6-11~ 图 6-14）：

1. 翻制可抽插代型的工作模型；

2. 复制耐火材料的可抽插代型；

3. 在耐火材料可抽插代型上直接堆塑瓷粉，形成瓷贴面；

4. 将耐火材料可抽插代型和瓷贴面共同进炉烤制；

5. 调整、修饰、上釉；

6. 利用喷砂的方式将耐火代型去除。

利用耐火代型技术制作烤瓷贴面，在模型准备、耐火代型制作方面需要花费的时间成本较高，总体来讲相对费时、费力。

但在耐火代型上进行堆塑瓷粉、烤制贴面，以及后期的调整、修饰、上釉，均会比在"铂箔"的承托上更容易操作；尤其是针对多颗牙同时修复的病例，在准备好的耐火代型模型上更容易掌握整个流程，进行整体的协调和把握，因此更适于进行多颗牙的烤瓷贴面加工。

需要注意的是，采用这种技术制作烤瓷贴面，同样需要全面考虑在烤制过程中的颜色、形态、层次等问题，力争一次性达到满意的效果，尽量减少反复进炉的次数。

当确认了美学效果，喷砂去除耐火代型后，烤瓷贴面就没有再次进炉烤制的机会。

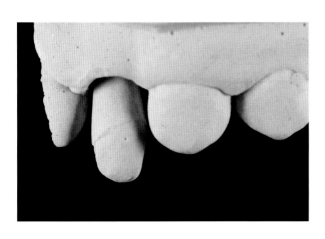
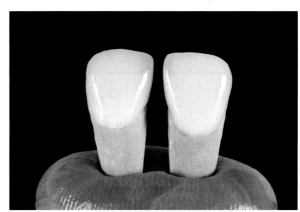
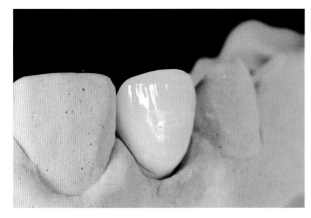
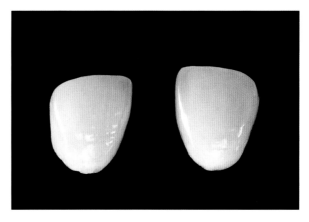

图 6-11   可抽插的工作模型，在翻制耐火材料的代型部分

图 6-12   在翻制的耐火代型上烤制贴面修复体

图 6-13   在模型上试戴烤瓷贴面，可以进行调整、修饰、上釉处理

图 6-14   确认美学效果后，喷砂去除耐火代型，瓷贴面完成

烤瓷贴面对于技师的技术水平要求较高，要求技师足够精细、耐心，并且对瓷层堆塑、颜色表现都有很好的把控能力，才能够充分发挥烤瓷贴面的优势。

烤瓷贴面对于临床医师同样具有很高的要求。由于修复体经常很薄，在粘接之前很脆弱，每一次试戴、摘取都需要非常小心，如果用力过猛就会造成贴面的折裂，并且这种破坏是无法修补的；如果需要对修复体进行调整则需要非常谨慎（图6-15~图6-29）。

总之，临床医师和技师应对烤瓷贴面有客观而科学的认识：

（1）烤瓷贴面是最古老的技术，且至今仍是极具活力的技术；

（2）学习烤瓷贴面技术并不难，但做好烤瓷贴面并充分发挥优势有难度；

（3）烤瓷贴面的强度非常脆弱，完善釉质粘接的烤瓷贴面强度无忧；

（4）优秀的烤瓷贴面可以达到最具个性化的美学效果。

病例实战 29（完成时间：2016年）

图 6-15　双侧上颌侧切牙过小牙，影响美观
图 6-16　侧切牙过小牙
图 6-17　侧切牙过小牙
图 6-18　双侧上颌侧切牙过小牙，影响美观

图 6-16　　图 6-17

图 6-15　　图 6-18

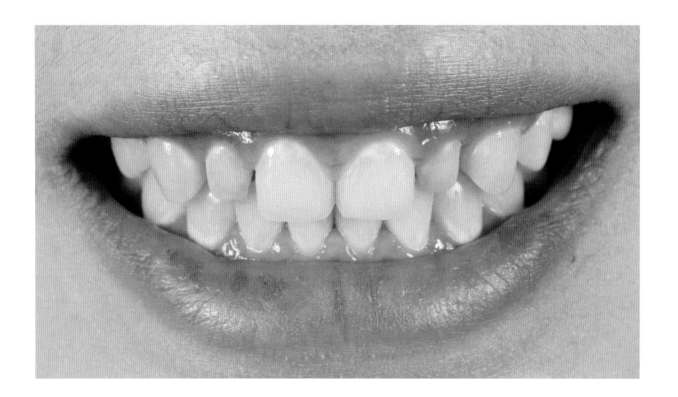

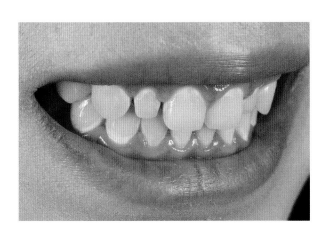

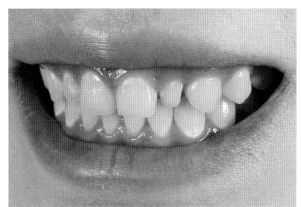

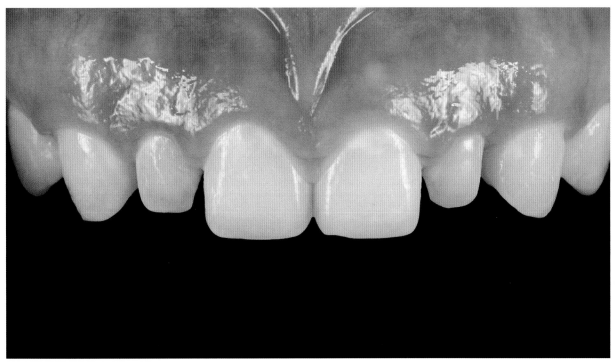

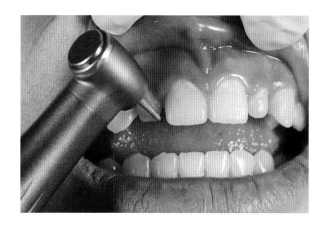

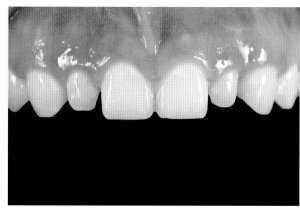

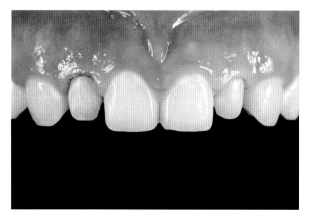

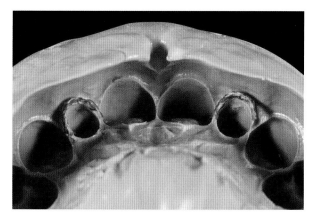

病例实战 29

图 6-19　轻微调磨尖锐牙尖
图 6-20　基牙形态修整完成
图 6-21　单线排龈
图 6-22　双相单次印模

图 6-19　　　图 6-20

图 6-21　　　图 6-22

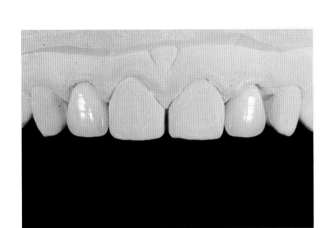 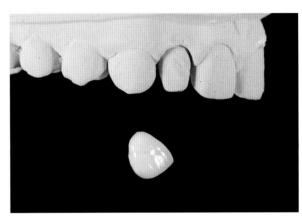

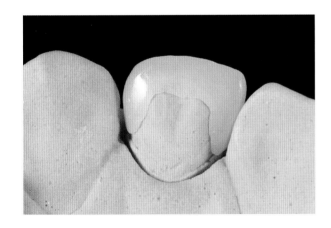 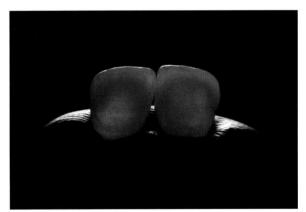

图 6-23	图 6-24

图 6-25	图 6-26

病例实战 29

图 6-23　完成的烤瓷贴面
图 6-24　完成的烤瓷贴面
图 6-25　非常好的密合性
图 6-26　透光性和颜色层次

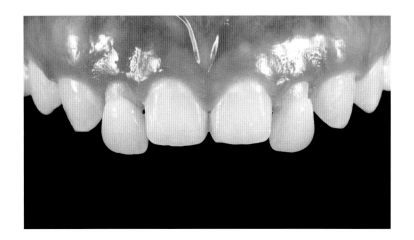

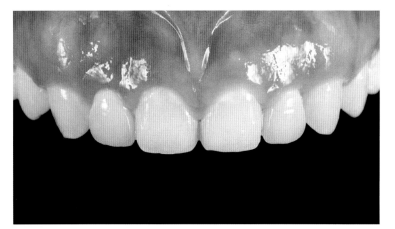

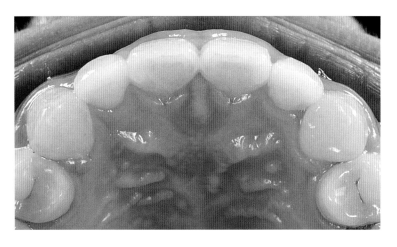

图 6-27

图 6-28

图 6-29

病例实战 29

图 6-27　烤瓷贴面试戴就位
图 6-28　烤瓷贴面就位后
图 6-29　优秀的密合状态

第二节　热压铸造陶瓷贴面技术和材料

由于烤瓷贴面的强度较低，加工和操作难度均比较大，口腔医学工作者和材料厂商一直在研发新的适合加工瓷贴面的材料和技术。热压铸造陶瓷技术成熟以后，被成功地用于加工贴面修复体。

在很长一段时间里，铸瓷贴面几乎成为了贴面技术的代名词。笔者早期所完成的大部分瓷贴面也是采用热压铸技术制作的。

热压铸玻璃陶瓷技术的操作基本流程包括：

1. 制作修复体蜡型；

2. 包埋蜡型；

3. 在一定压力下将热熔软化（非完全液化）的瓷材料压铸到失蜡形成的空腔中，形成修复体雏形；

4. 打磨，修形，修饰，染色，上釉。

热压铸造玻璃陶瓷从问世至今，已经有几代产品。其基本成分有所区别，但基本操作方法、大体性能接近，它们之间最大的区别在于强度的不断提高。

一、白榴石玻璃陶瓷

早期被广泛应用于瓷贴面修复的热压铸陶瓷材料代表产品为 IPS Empress（Ivoclar Vivadent, Liechtenstein），其主要晶相成分为白榴石，结晶尺寸为 3~10μm，含量为 35%~55%。瓷块在 900~1165℃、0.3~0.4MPa 的压力下，注入失蜡形成的空腔，形成修复体雏形。

白榴石热压铸陶瓷材料制作的修复体挠曲强度约为 120MPa，较烤瓷贴面略为高一些，同时一般也有多种颜色（IPS Empress 具有 19 种颜色）可供选择，并且具有较好的通透效果，可以满足一般患者的基本美学需求。

白榴石热压铸陶瓷材料被广泛接受，并不是其美学效果超越了以往的烤瓷贴面，也不是其强度有了质的提高，而是由于其操作较烤瓷贴面明显简化，与 20 世纪常规制作的铸造金属、金属烤瓷修复的流程非常相近，因此技师容易学习和掌握。

由于这类材料强度仍然较低，并且需要专用设备，同时丧失了烤瓷贴面非常具有个性化、层次化的美学效果，因此，目前医师、技师均已经较少选择使用这类材料，取而代之的是强度更大的升级产品。

二、二硅酸锂玻璃陶瓷

二硅酸锂玻璃陶瓷的基本成分是氧化硅和氧化锂，在压铸和焙烧过程中形成的二硅酸锂晶体；其晶体为 3~6μm 长的针形晶体，晶体的体积比达到 75%±5%。热压铸入的过程使二硅酸锂晶体排列均匀、体积比较大，从而使二硅酸锂玻璃陶瓷的强度显著提高。

在二硅酸锂玻璃陶瓷的玻璃基质中还含有一部分正磷酸锂，可以产生放射状的压应力，当陶瓷表面或者内部出现裂纹时，可以阻止其进一步扩展，这也有利于二硅酸锂玻璃陶瓷获得较高强度。

二硅酸锂玻璃陶瓷的力学性能较烤瓷（长石质陶瓷）、早期热压铸陶瓷（白榴石玻璃陶瓷）明显提高，其抗折强度可以达到 200~400MPa，断裂韧性为 2~3.4MPa·$m^{1/2}$，弹性模量约为 95GPa，硬度约为 5.8Gpa。

二硅酸锂玻璃陶瓷的代表产品是 IPS Empress Ⅱ（Ivoclar Vivadent，Liechtenstein）和 IPS e.max Press（Ivoclar Vivadent，Liechtenstein）。

IPS Empress Ⅱ是较早推出的二硅酸锂玻璃陶瓷，之后义获嘉公司在 2005 年推出了升级产品 IPS e.max Press，强度进一步得到提高，达到目前的 360~400MPa，并在很长一段时间里作为玻璃陶瓷中强度最大的类别，可以满足贴面、全冠、嵌体等多种修复需要。

IPS e.max Press 可以直接染色、上釉，形成全解剖形态的修复体；在空间允许的情况下，也可以回切，再使用 IPS e.max Ceram 等长石质类饰瓷材料进行表面烤瓷、修饰。

二硅酸锂玻璃陶瓷在大幅度提高强度的同时，仍然保存了比较好的半透明性。IPS e.max Press 材料具有从高度透明到高度不透明的多个透明度级别，每个透明度下又有多种不同的颜色以供选择，因此可以比较好的满足美学区域的修复要求。

由于二硅酸锂玻璃陶瓷的铸造性能特点，如果蜡型空腔过薄则容易发生铸造失败，因此，一般控制铸造时的安全厚度约为 0.5mm；但是铸造成型后的二硅酸锂玻璃陶瓷具有较好的强度，可以承受进一步的磨削，达到较低的厚度。因此，可以采用这一技术加工 0.2~0.3mm 厚的"超薄"贴面。

事实上，很多"超薄贴面"商品，其实质就是我们最熟悉的二硅酸锂压铸玻璃陶瓷。

第三节　CAD/CAM 瓷贴面技术和材料

数字化技术已经融入了我们生活的方方面面，瓷贴面修复领域也一样。当然由于瓷贴面修复具有一定的特殊性，CAD/CAM 技术在瓷贴面修复方面的应用有一些特殊性。

关于采用数字化方式制取印模的方法和技术已经在"第三章 瓷贴面修复的排龈和印模"中做了介绍，本节主要介绍瓷贴面加工中涉及的可切削陶瓷材料。

首先需要明确的是，由于需要通过良好的树脂粘接来保证瓷贴面的固位和长期成功，制作瓷贴面的陶瓷材料传统上都是采用可以保证粘接效果的玻璃陶瓷材料；近年来刚出现的混合物陶瓷（玻璃陶瓷＋树脂的混合体）的粘接性能也被认可，也可以考虑应用；氧化锆类高强度陶瓷虽然具有很高的强度、很好的加工性能、越来越好的透明效果，但是其粘接性能的改善还未获得广泛认可，因此，采用氧化锆材料制作瓷贴面还处于研究阶段，目前还不建议广泛应用在临床病例中。

广义上，CAD/CAM 的加工方式可以分为以下两类：

1. 减法式 CAD/CAM　首先通过压铸、烧结等方式形成预成的材料块；计算机辅助设计出修复体外形后，选择大于修复体外形的材料块，由计算机控制精密机床切削掉多余的材料，留存下修复体，故称为减法。

减法式 CAD/CAM 实现方法相对简单，是目前比较成熟的加工技术，但是对于材料的强度和韧性具有一定要求。强度过大的材料切削过于费时、消耗切削车针，不易进行加工；韧性过小、脆性较大的材料不适于被切削成过薄、过复杂的形态，否则容易发生折裂、破损等问题，造成加工失败。

目前进行瓷贴面加工的 CAD/CAM 技术均为减法式。

2. 加法式 CAD/CAM（3D 打印技术）　计算机辅助设计出修复体外形后，控制打印机喷头进行三维打印，直接将修复体外形打印出来，同时通过适当的方式固化打印材料，获得修复体。目前的陶瓷材料还无法通过 3D 打印技术直接成型。

有一类加工方式是 3D 打印蜡型或者树脂，然后再采取热压铸造形式获得修复体。

目前可以应用在瓷贴面 CAD/CAM 加工的陶瓷材料包括以下几种：

一、CAD/CAM 长石质瓷块

长石质瓷是最传统的陶瓷材料，将长石质陶瓷预烧结成为瓷块，经过 CAD/CAM 切削可以直接获得修复体外形，再经过精修、抛光或者染色、上釉，即可以完成修复体的制作。

Vitablocs Mark Ⅱ（ Vita，德国 ）和 CEREC Blocs（ Sirona，德国）两种瓷块是长石质玻璃陶瓷的代表。这两种材料的本质相同，都是由细粒度为 4μm 的高玻璃体长石颗粒构成。

VITA 公司（ 德国 ）是首先为 CAD/CAM 技术提供配套材料的供应商。最初的 Vitablocs Mark Ⅰ（ VITA，德国 ）是一种细小颗粒的长石质陶瓷，压缩成预成块，然后再研磨成修复体。1991 年，Vitablocs Mark Ⅱ取代了 Vitablocs Mark Ⅰ，现在仍在使用。Vitablocs Mark Ⅱ 主要成分包括二氧化硅（ 60%~64% ）和氧化铝（ 20%~23% ），该材料抛光后的强度约为 130MPa，在上釉后强度可以达到 160MPa 或者更高。Vitablocs 瓷块的应用距今已有近 30 年的历史，在全世界已经完成 2000 多万个修复案例，大量文献证明了精细结构的长石质陶瓷材料是成功的。

Vitablocs Mark Ⅱ 是椅旁 CAD/CAM 应用中最简单的材料，切削后的材料仅通过完善的抛光就可以达到非常好的表面性能，大部分常规修复切削后经过抛光就可以进行粘接；当然，如果需要修复体也可以通过染色、上釉甚至堆瓷等手段，实现更佳的美学效果（ 图 6-30~ 图 6-39 ）。

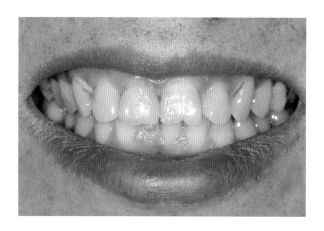
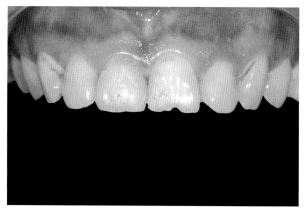
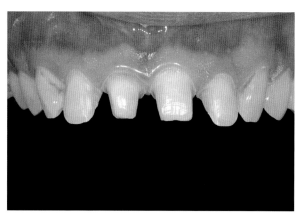
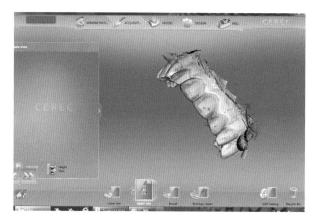

病例实战30（完成时间: 2012年）

图 6-30　希望改善全牙列颜色
图 6-31　修复前上颌前牙
图 6-32　全冠＋贴面混合修复
图 6-33　制取数字印模
图 6-34　前牙区 CAD 设计
图 6-35　前磨牙区 CAD 设计
图 6-36　前牙切削文件
图 6-37　前磨牙切削文件

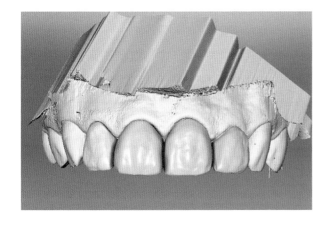

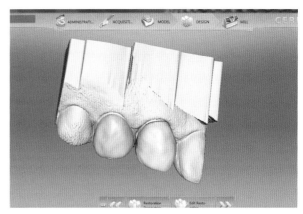

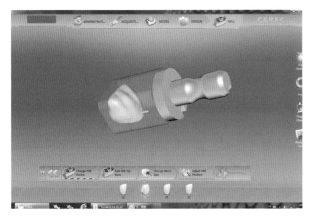

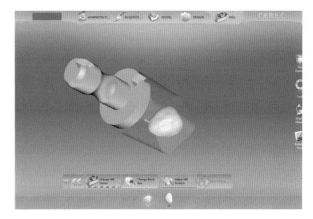

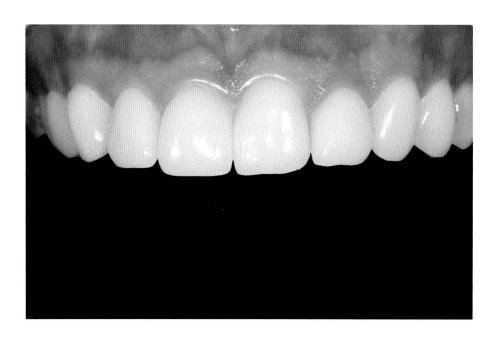

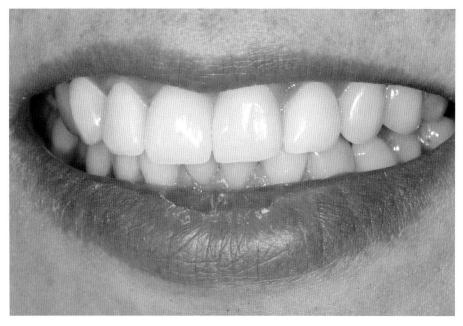

病例实战 30

图 6-38　修复体抛光后粘接

图 6-39　修复后微笑效果

图 6-38

图 6-39

常规 Vitablocs Mark Ⅱ 均为单一色瓷块，且并非所有 Vita 3D 比色系统内的颜色均有对应的瓷块，因此，在比色时需采用专用的瓷块比色板，以获得准确的比色结果（图6-40）。

为了克服单色瓷块在美学效果上的局限，Vita 公司又陆续推出了多种多重色瓷块，为临床医师和技师提供了更多的选择。

Vita TriLuxe Blocs 是由上下不同颜色的瓷粉叠加而成，可以模拟天然牙从颈部到切端的颜色分布（图6-41）；Vita Realife Blocs 中心部分的瓷材料与 Vita Mark Ⅱ 的瓷块特性相同，外层瓷块则具有更高透明度，内外层的分界线模仿天然牙釉牙本质界曲线，能够达到接近传统人工分层堆筑烧结而表现出的前牙仿生美学效果（图6-42）。

CEREC Blocs 是由 Sirona 公司于 2007 年推出的玻璃陶瓷瓷块，其成分与 Vitablocs Mark Ⅱ 基本一致，只是色号命名体系不同，应用时需掌握和 Vita 比色系统之间的关系（图6-43）。

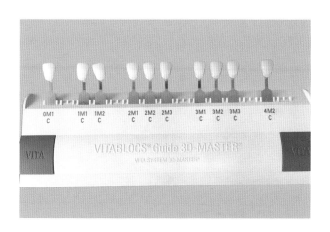

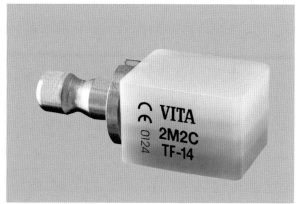

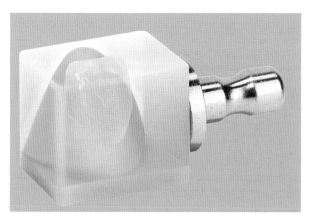

图 6-40	图 6-41
图 6-42	图 6-43

图 6-40　单色瓷块专用比色板
图 6-41　Vita TriLuxe 分层瓷块
图 6-42　Vita Realife 分层瓷块
图 6-43　两个颜色系统对应关系

二、CAD/CAM 白榴石玻璃陶瓷

1998 年，用于 CAD/CAM 系统的白榴石玻璃陶瓷块 ProCAD（Ivoclar Vivadent）问世，随后演化成为之后常见的 IPS Empress CAD。

IPS Empress CAD 与热压铸白榴石玻璃陶瓷 IPS Empress 成分基本相同，含有 35%~45% 白榴石成分，粒度为 1~5μm，挠曲强度同样为 160MPa。

IPS Empress CAD 的美学性能也与 IPS Empress 接近，具有很好的光的散射特性和半透明性，适用于前牙美学修复；与 Vitablocs Mark Ⅱ 类似，IPS Empress CAD 除具有常规的单一颜色瓷块外，也具有复合色瓷块。

单一色 IPS Empress CAD 瓷块有 Chromascop 色系的 20 个颜色和 Vita 色系的 16 个颜色，高透（HT）和低透（LT）两种半透明效果，可根据患者的个体情况选择不同颜色和透明度的瓷块。此外，IPS Empress CAD LT 瓷块还具有漂白色系瓷块（BL1-BL4）。

IPS Empress CAD 复合色瓷块的颜色具有从牙本质到切端的颜色自然过渡，在不做外染色的情况下可以为修复体提供美学效果和自然的仿真效果。颜色选择也有 Vita 和 Chromascop 两个色系。

IPS Empress CAD 可以很好的完成 CAD/CAM 瓷贴面加工，但是近年来 Ivoclar Vivadent 公司将主要精力投放在二硅酸锂玻璃陶瓷上，造成这一产品的应用数量迅速减少。

三、CAD/CAM 二硅酸锂玻璃陶瓷

2006 年，在 IPS e.max Press 推出 1 年并取得成功以后，Ivoclar Vivadent 公司迅速为 CAD/CAM 加工形式推出了 IPS e.max CAD，并再次取得成功。

IPS e.max CAD 含有粒度约为 0.2~1μm 的二硅酸锂（LS2）微晶，占总体积的 40%。该材料在烧结前表现为蓝颜色，此时为"软"的半成品状态，可以提高切削效率，减少切削损耗（图 6-44）。

在计算机的控制下进行 CAM 回切形成修复体形态后，需要一个约 20 分钟的结晶过程，材料从蓝色转变为半透明的牙齿颜色。并且在结晶后二硅酸锂晶体的粒度可达到 1.5μm，体积比增加到 70%。材料最终强度同样可以达到 360MPa。

IPS e.max CAD 材料含有足够的玻璃成分，因此，具有良好的透明度且能够通过酸蚀处理进行粘接。

IPS e.max CAD 有高透明度（HT）瓷块、低透明度（LT）瓷块、中等不透明（MO）瓷块以及效果瓷块四类，适合于不同类型的修复病例。IPS e.max CAD 在蓝色状态下，具有很好的打磨性能和材料性能，其蓝色状态与最后的色度选择无关；其最终强度和色泽是在材料完全结晶后形成的，染色和上釉可以与结晶过程同时进行。

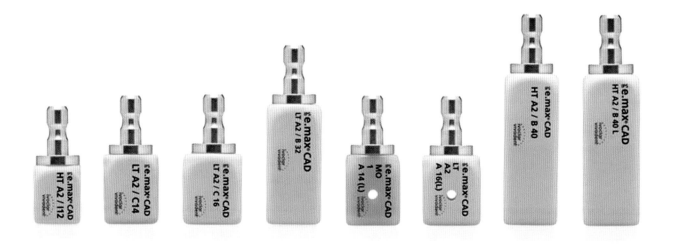

图 6-44　　图 6-44　IPS e.max CAD 二硅酸锂玻璃陶瓷瓷块（烧结前）

Up.CAD 是由我国爱尔创公司推出的、具有自主知识产权的、用于 CAD/CAM 工艺的二硅酸锂玻璃陶瓷。

Up.CAD 具有高度不透明（HO）、中等不透明（MO）、低透明度（LT）和高透明度（HT）等四类，瓷块尺寸有 6 种可选，适用于单个修复体至三单位固定桥的制作，包括瓷贴面的制作（图 6-45）。

Up.CAD 瓷块的原始状态同样为蓝色，在切削、烧结、完全结晶后转变为牙色，最终弯曲强度同样可达到 360MPa，适用于对材料强度要求更高的美学修复病例，也可以完成瓷贴面修复。

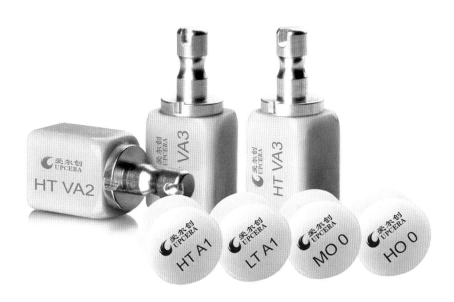

图 6-45　Up.CAD 二硅酸锂玻璃陶瓷　　图 6-45

四、CAD/CAM 氧化锆增强型硅酸锂玻璃陶瓷

除了二硅酸锂增强型玻璃陶瓷，口腔医学工作者和材料厂商也在不断研发其他类型的高强度玻璃陶瓷材料。

添加氧化锆颗粒的增强型硅酸锂玻璃陶瓷是近年来研发的主要方向，强度可以超过传统的二硅酸锂玻璃陶瓷。目前比较成熟的产品为 VITA Suprinity（Vita，德国）和 Celtra Duo（Densply，美国），我国爱尔创公司研制的类似产品也已经上市。

1. VITA Suprinity　Suprinity 是 2014 年由 VITA 公司推出的新型玻璃陶瓷，其成分中含有约 10%（质量比）的氧化锆成分。

Suprinity 是尚未完全结晶的瓷块，其瓷块呈现半透明的糖果色（图 6-46~图 6-48），弯曲强度约为180MPa。结晶完成后弯曲强度迅速增长，可达到 420MPa，超过了二硅酸锂玻璃陶瓷。

2. Celtra Duo　其材料本质同样是氧化锆增强型硅酸锂陶瓷。Celtra Duo 的材料成分中，除了二氧化硅、氧化锂之外，含有约 10% 的二氧化锆均匀分散于玻璃相。Celtra Duo 的晶粒大小约为 0.6~0.8μm，小于传统二硅酸锂增强型玻璃陶瓷的晶粒。

Celtra Duo 瓷块是已经完全结晶的材料，这一点与 VITA Suprinity 及以往的二硅酸锂增强型玻璃陶瓷不同（图 6-49）。

Celtra Duo 瓷块的初始强度可达到 420MPa，在切削过后的即刻强度约为 210MPa，可经过调磨、抛光处理后直接粘接，可以满足嵌体或高嵌体修复病例的需求；也可以进行再次釉烧处理，强度可升高到370MPa，适用于单个牙冠尤其是后牙冠的修复病例。

对于瓷贴面修复来讲，切削后的即刻强度已经完全可以满足要求，因此可以直接抛光粘接；如果存在染色、修饰的需求，也可以选择再次烧结。

VITA Suprinity 和 Celtra Duo 均具有高透明度（HT）瓷块和低透明度（LT）瓷块，不同透明度中又具有多种颜色可选；其粘接过程与传统玻璃陶瓷也完全相同，均需要氢氟酸处理以及硅烷化，可以获得良好的粘接效果。

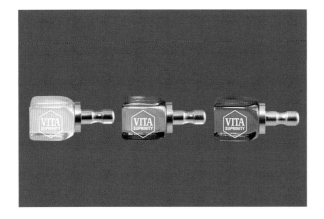

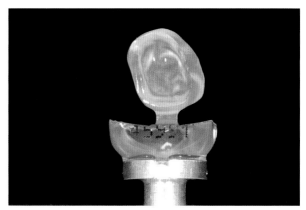

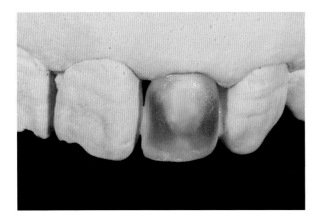

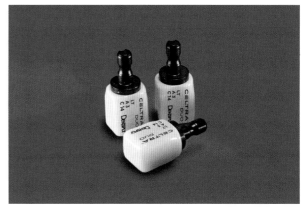

图 6-46　VITA Suprinity 瓷块
图 6-47　切削 Suprinity 修复体
图 6-48　试戴 Suprinity 修复体
图 6-49　Celtra Duo 瓷块

| 图 6-46 | 图 6-47 |
| 图 6-48 | 图 6-49 |

五、CAD/CAM 混合物陶瓷

陶瓷树脂复合物是材料技术发展过程中的一个重大革新。这类材料从微观结构到实测的机械强度都表明其可与传统玻璃陶瓷相媲美，并且兼具了树脂材料的高韧性特点，弥补了陶瓷脆性方面的不足，是未来材料学发展的重要方向。

当然，混合物材料的使用时间还很短，有些材料也暴露出一些问题，长期修复效果还有待临床观察和随访来进一步验证，更新、性能更好的材料也会不断出现。

以下介绍几种目前阶段比较常见的混合物陶瓷材料。

1. 3M ESPE Ultimate Ultimate 是 3M ESPE 公司推出的新型陶瓷树脂混合材料，也被称为树脂纳米瓷（Resin Nano Ceramic，RNC），是较早出现的混合物类陶瓷材料（图 6-50）。

Ultimate 是将纳米级（直径 1~100nm）的陶瓷颗粒均匀混入复合树脂中，再通过加热固化形成致密团块。陶瓷颗粒主要有两种成分，包括直径 20nm 的二氧化硅和直径为 4~11nm 的二氧化锆。

Ultimate 的陶瓷填料约占 80wt%，与复合树脂均匀混合在一起。因此，理论上这种材料可以兼具类似复合树脂的韧性，不易折断，同时挠曲强度又可高于普通玻璃陶瓷，还可以具有与陶瓷材料接近的耐磨性能，调磨抛光之后能够长期保持表面的光泽效果。

Ultimate 的理论挠曲强度可以达到 204MPa，很多实验室研究证明其断裂韧性也优于 CAD/CAM 长石质陶瓷、白榴石增强型陶瓷以及单纯复合树脂，曾受到一部分临床医师的认可，在临床上比较广泛的应用于贴面、全冠、嵌体、高嵌体等修复形式。

但是，随着应用数量的增加、应用时间的延长，一些病例出现修复失败，材料自身的问题逐渐显现出来。2014 年底，3M 公司发布新的 Ultimate 应用指南，建议将这种材料仅应用于嵌体修复，不建议应用于高嵌体、全冠修复。

当然，作为瓷贴面修复，并不需要材料本身具有非常高的强度，重要的是能够具有优秀的美学效果、良好的粘接能力，因此笔者认为应用这种材料进行瓷贴面修复还是可行的。

2. Vita Enamic   2013 年，VITA 公司在成熟的 Vita Mark Ⅱ 的基础上，推出了属于混合物陶瓷的 Enamic，产品推广定位为"弹性瓷"（图 6-51）。

Vita Enamic 的设计理念同样结合了全瓷材料和树脂材料的优点，适于 CAD/CAM 技术。 这种混合型的材料中瓷网状结构与高分子聚合物结构相互交叉，两种不同材料的整合，使 Enamic 的脆性低于普通的瓷材。

Enamic 可以用于单颗牙齿的各种类型修复。

Vita Enamic 的加工技术是在多孔瓷材的基础上，将聚合物材料渗入其中然后固化形成。其中陶瓷结构占 86wt%，有机聚合物材料占 14wt%；陶瓷部分主要是由细颗粒长石质类陶瓷中加入氧化铝成分组成，树脂成分为 UDMA（三甲基丙烯酸脲烷酯）以及 TEGDMA（二甲基丙烯酸三甘醇酯）。

Vita Enamic 具有良好的物理性能，兼具陶瓷材料的强度以及树脂材料的韧性，是目前弹性模量与天然牙本质最接近的材料，并且具有良好的切削性能。

Enamic 的大部分临床操作都非常便利，切削后无需烧结、上釉，仅需要抛光处理，如需染色则采用光固化树脂染色剂进行外染。当然，这样的操作模式也表明这种材料较难能像陶瓷材料一样，获得最佳的颜色效果和表面特性。

因此，笔者认为这种材料更适合应用在非美学区域的功能修复，利用其和天然牙接近的弹性模量获得更具生理性的咬合状态。

在需求高度美观的美学区域，尤其是进行瓷贴面修复时，这种材料虽然可以完成，并获得功能上的长期成功，但从美学效果考虑并不是首选材料。

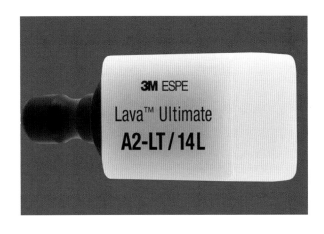

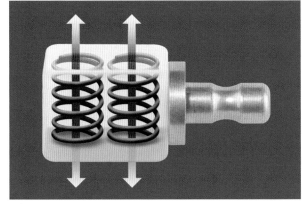

图 6-50   3M ESPE Ultimate 瓷块
图 6-51   Vita Enamic 瓷块

图 6-50   图 6-51

3. Shufo Ceramage Block　Ceramage block（聚合瓷）是由日本松风公司推出的类瓷树脂混合材料，其成分为 73% 的硅锆微瓷填料以及聚氨酯类树脂基质。

传统的聚合瓷以光固化树脂的形式应用，由医师或技师塑造理想形态后进行光固化；Ceramage Block 是预固化的供 CAD/CAM 切削的瓷块体形式，内部结构更均一、更致密。

Ceramage Block 与以往的聚合瓷材料一样，有多种颜色，并分有不同的透明度和亮度，同时还有多种牙龈颜色瓷块可供选择，能够满足不同类型的修复体需要。

Ceramage Block 的抗压强度约为 354MPa，与玻璃陶瓷材料强度接近；抗张强度和挠曲强度分别为 62MPa 和 146MPa，理论数值高于传统玻璃陶瓷材料，具有更好的韧性，内在延展性好。

CAD/CAM 聚合瓷在日本应用较为广泛，主要用于加工嵌体、高嵌体，也有一些医师用于制作贴面、全冠、种植上部等修复体，应用于贴面修复也需要长期的观察和验证。

第七章 瓷贴面的试戴和调整

瓷贴面加工完成以后，返回到临床医师手中进行试戴，必要时进行一定的调磨、修整，之后再进行抛光、上釉等后期处理，之后进行粘接准备。

本章将和大家探讨在试戴过程中需要观察、调整的技术要点，以及具体修形、调磨、抛光等的用具和方法。

需要强调的是，如果经过有效的术前诊断、设计，以及精确的牙体预备、排龈、印模等操作，实际上在这一步需要进行调整的应该很少。此时进行大量的打磨调整，实际上证明了前期的操作存在比较明显的问题。

190

from standard
to MI & No
preparation

瓷贴面修复技术
——从标准到微创无预备

第一节　瓷贴面的试戴要点

一、就位

瓷贴面试戴首先需要评估的是就位问题，就位问题又需要分为单个就位、两两就位、整体就位三个层次剖析评估。

1. 单个就位　根据"第二章 瓷贴面修复的牙体预备"所述，贴面的就位存在唇舌向水平就位、倾斜就位、切龈向垂直就位等多种可能。每个贴面修复体在预备过程中会确定其就位方向，在试戴中也应按照预定的就位方向试戴。

一般来讲，瓷贴面的就位方向都很简单、容易观察，就位方向不容易发生错误；容易发生问题的是预备中设计的水平就位，试戴时未经仔细观察从偏切龈向戴入贴面。

如果试戴的方向与预备就位道方向不一致，就有可能出现瓷贴面无法就位的假象；如果术者因此而急躁，并施加过大压力强行就位，就可能造成瓷贴面折裂，造成失败，只能重新制作修复体。

因此，单个瓷贴面试戴就位过程中一定不能急躁，要仔细观察、认真思考，寻找准确的就位道。一般来讲，只要是合理的牙体预备、精确的排龈印模、精细的制作，瓷贴面的单个就位通常不存在问题。

如果贴面基本可以就位，但感觉有个别支点造成微微翘动，无法完全、准确的就位，最常见的原因则是预备体的个别点、线角仍然过于锐利，修复体在制作过程中无法在组织面精确的体现过于锐利的点、线角，造成这些位置的高点。经过仔细检查后，可以对这些点、线角进行微量的调磨、抛光，之后通常就可以实现准确的就位。

当然最好是在牙体预备过程中对点、线角进行良好的抛光，避免这种问题的发生（图7-1，图7-2）。

2. 两两就位　如果是多个贴面修复体同时修复，在每个贴面都可以准确无误的单独就位以后，就要进行两两试戴，也就是每对相邻的修复体共同试戴。这一步工作主要是检查修复体之间的接触点。

由于贴面修复体自身通常不存在非常明显的机械固位力，贴面试戴时经常只是"摆放"在预备体表面。如果直接进行整体就位试戴，有可能会发生贴面微动补偿过紧的接触点，也就无法察觉到接触点较紧的部位。在这种情况下进行粘接操作，则会导致某些贴面无法完全粘接到位，造成粘接后排列、形态、颜色发生不可控的变化，影响修复效果。

因此，必须保证每对相邻的贴面修复体都可以相互毫无压力的共同就位。

对于存在挤压力量的接触点，可用薄咬合纸（12μm）检查，用精细的砂石进行调磨，之后再进行抛光。一般来讲，两侧修复体应同时调整，以保证接触点形态协调自然；调磨、抛光时需避免边缘的崩裂折断。

3. 整体就位　两两均可以顺利无阻力的就位后，就可以把所有修复体共同整体就位，此时需要注意再次检查所有接触点的状况，同时需要关注是否存在非常关键的就位顺序。

如果某些接触点仍存在非常微小的挤压，并且在两两试戴时未被发现，多个修复体共同就位累加后，就可能被察觉到，因此在整体就位时仍需认真体会所有修复体是否可以完全无阻力的就位。

所谓关键就位顺序是指有些情况下必须以某种顺序就位两个修复体，否则一个修复体就位、粘接后，就会阻挡另一个修复体的就位方向，造成无法就位。

一般情况下都不会发生这种问题，通常在基牙排列不齐、通过贴面修复调整牙齿排列时，需要特别关注这一问题。前文已述，贴面修复并不是改善牙齿排列不齐的理想方案，仅在轻微排列不齐时可以应用，否则应考虑首先正畸治疗，再进行贴面修复；在排列不齐直接贴面修复时，建议将有可能影响修复体就位的位置进行调磨；此状况试戴时需特别关注是否存在关键就位顺序。

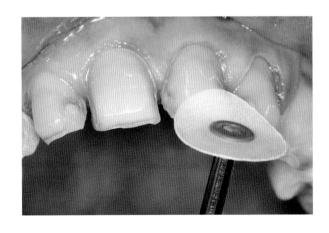
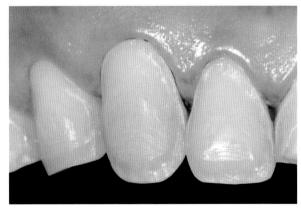

图 7-1　　　　图 7-2　　　　图 7-1　对点线角进行精细抛光
　　　　　　　　　　　　　　图 7-2　点线角抛光圆润、光滑

二、美观性

贴面试戴的过程也是对修复体美观性进行确认的过程，美观性主要包括排列、形态、颜色三个大方面。

1. 排列　瓷贴面修复对于排列异常的纠正能力有限，不建议应用于明显排列异常的病例中。因此，瓷贴面修复一般不存在排列明显出现偏差的问题。

即使在一定程度上存在改善排列效果的需求，也应在美学诊断、设计阶段，通过蜡型设计、口内mock-up确认好方案，再进行正式修复体的制作，原则上正式修复体在排列、轮廓上应该是确定的美学设计的复制品，也不应该存在明显的排列偏差。

试戴的过程是对修复体复制美学设计效果的检验。

有可能发生的排列问题是中线方向，需要在试戴中认真关注。

理论上讲，上中切牙的中线允许存在左右 2mm 以内的偏移，但不应该发生偏斜。如果基牙的中线不存在问题，修复体的中线一般也不容易发生问题；但如果基牙中线存在偏斜或者偏移，需要通过修复体来矫正，就需要在诊断、设计过程中给予充分重视，通常建议采用面部照片和口内照片进行数字化中线的设计，在蜡型体现设计思路，并在 mock-up 上验证调整效果（图 7-3~ 图 7-8）。

经过美学诊断、蜡型设计、mock-up，可以对中线位置、方向和整体排列确定矫正的方向和目标；为了更加精确的加工永久修复体，防止永久修复体在中线和整体排列上发生偏差，应进行面弓转移，将真实的𬌗平面转移到𬌗架上，有利于技师对中线和整体排列的掌控（图 7-9~ 图 7-12）。

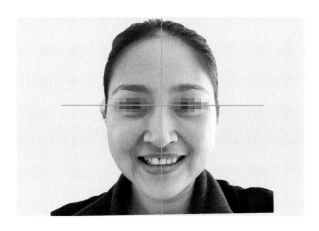
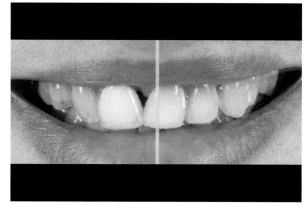

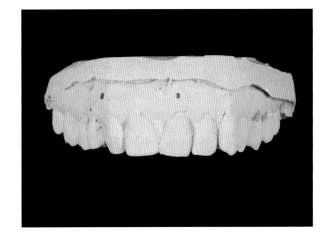

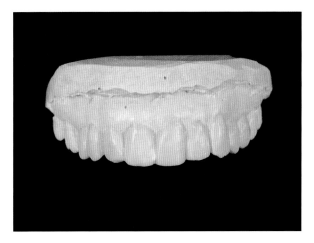

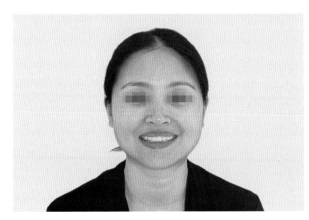

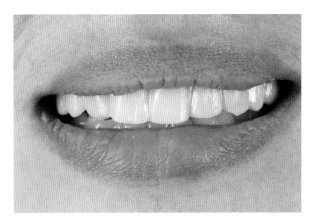

194

瓷贴面修复技术
——从标准到微创无预备

from standard
to MI & No
preparation

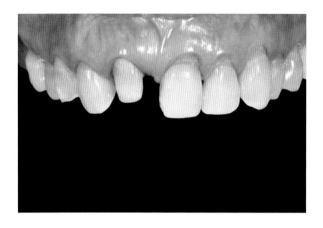

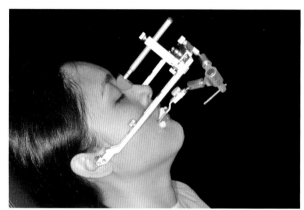

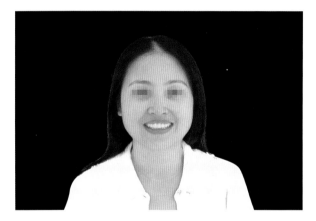

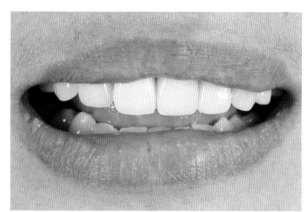

图 7-9　全冠 + 微创贴面牙体预备
图 7-10　面弓转移
图 7-11　修复后，中线比较协调（面像）
图 7-12　修复后，中线比较协调（口唇像）

| 图 7-9 | 图 7-10 |
| 图 7-11 | 图 7-12 |

2. 形态　每一个修复体的整体轮廓应在 mock-up 过程中就大体确定好，不应在正式修复体试戴时进行整体的、大范围的修复体形态调整。如果发生了这种问题，只能证明在诊断、设计阶段没有做到位。

但是少量的调整有时还是会有的，尤其是一些对于美学要求比较高的患者，有可能会对最终修复体的形态提出非常细节上的调整需求。此时，我们可以根据患者的要求，进行非常"细微"的调整，满足患者的美学需求和心理需求。

当然，这种调整应该是非常"细微"的，因为即使对一颗修复体进行了较大范围的调整，也有可能影响到整个牙列的统一与和谐。

有可能经常需要在最终修复体上"细微"的调整，包括切角的圆润程度、切外展隙的开敞程度等非常细微结构，这些结构很多时候很难在 mock-up 上完全精准的体现，需要技师根据患者的面容、唇齿关系、口腔内其他牙齿的特征确定和把握。在口内根据患者的要求进行细微调整，有时可以获得美学效果的提升，当然有时仅仅就是满足患者的心理需求（图 7-13，图 7-14）。

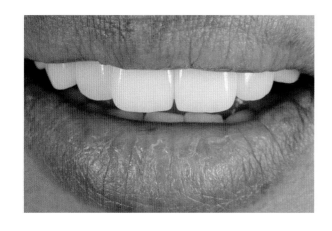
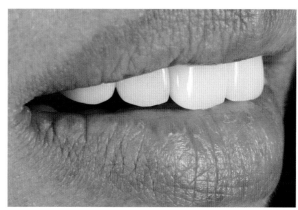

图 7-13　切角细微形态对美学效果有明显影响，有可能需要在试戴时进行非常细微的调整
图 7-14　切外展隙细微形态有可能影响侧面美学效果，在试戴中需仔细验证，必要时做细微调整

图 7-13　　　图 7-14

只要我们确定技师的加工制作是依据 mock-up 的诊断设计思想进行的，就不应该轻易进行大范围调磨，毕竟绝大部分临床医师对于修复体形态的把控能力弱于技师，而草率、轻易地大量调磨很可能毁掉整个修复体的美观与协调。

3. 颜色　颜色效果是试戴过程中需要注意的第三个非常重要的美观问题，并且很多时候需要在试戴过程中确定粘接方案。

前文已述瓷贴面修复最终的颜色效果受到基牙颜色、粘接树脂和修复体等多方面影响，试戴过程中要认真验证颜色效果。

对于个别牙修复的病例，直接试戴修复体应达到颜色基本一致，如有微小差异，可通过采用不同色号的试色糊剂衬垫，模拟粘接后的颜色效果，选择能够达到与邻牙最接近的颜色效果的色号，进行最终的粘接（图 7-15，图 7-16）。

对于全牙列大面积瓷贴面修复的患者，在全部修复体可以就位以后，可首先在粘接间隙内注满水、排除空气，即可见接近采用透明粘接树脂后的效果，可以请患者观察、评估颜色是否满意，或者需要更白、更亮等需求。根据患者的基本需求，选择若干种色号的试色糊剂反复试戴，确定能达到患者最理想颜色效果的色号，作为最终粘接的指导（图 7-17，图 7-18）。

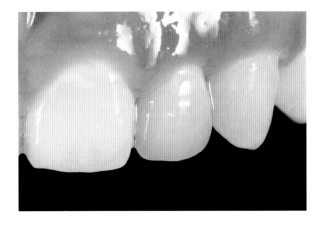 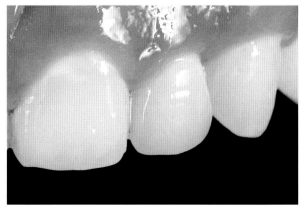

图 7-15　22 瓷贴面采用 TR 试色糊剂，可见明度略低
图 7-16　22 瓷贴面采用 A1 试色糊剂，可见明度与邻牙更为接近

图 7-15　　图 7-16

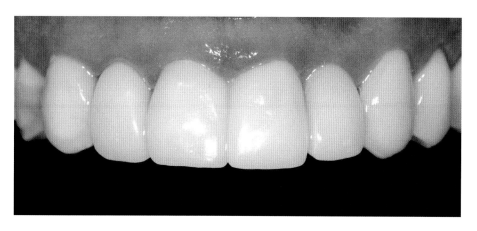

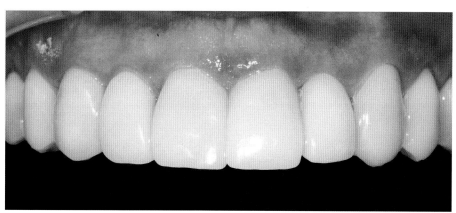

图 7-17

图 7-18

图 7-17　WO 色试色糊剂试戴
图 7-18　B0.5 色试色糊剂试戴

三、密合性

密合度的检查与评估大部分是伴随着就位和美观性的，包括边缘密合性、组织面密合性，以及在采用龈下边缘的情况下与牙龈之间的密合性。

1. 边缘密合性　边缘密合是修复体长期成功、组织健康的基础，也是修复体完全就位的指示标志。

一般来讲，我们会非常重视观察或探查的部位是龈缘。

对于常规预备的贴面修复体，龈缘部位可以做到与剩余基牙形成连续曲线，探针探查时没有任何卡碰感受（图7-19）。

对于极微量预备或者无预备的贴面修复体，可以通过将贴面修复体的边缘尽量加工至菲薄，形成接近移行的外形（图7-20）；也可以形成圆润的面式接触（图7-21）；但是不能形成悬突，如果存在悬突，最好在粘接前打磨、抛光处理，如果在粘接后才发现则需要非常小心地在口内修形、抛光（图7-22）。

切缘部分的密合性同样非常重要，切缘边缘线如果不密合，很有可能提示贴面还没有完全就位，需要进一步调整。

在验证每一个修复体的就位时，我们需要靠手指的触觉感知贴面在基牙上的稳定程度，同时用眼睛观察、用探针探查边缘的密合度，两者均达到满意后才可以证明修复体完全就位（图7-23，图7-24）。

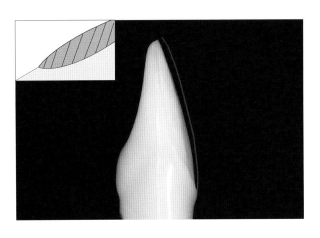
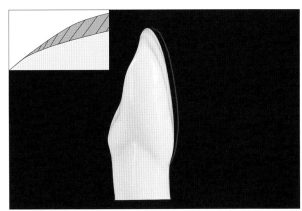
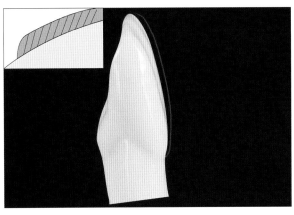
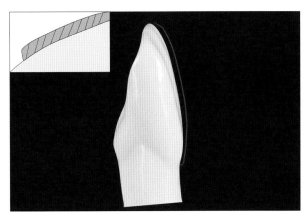

图 7-23

图 7-19　　图 7-20

图 7-21　　图 7-22

图 7-24

图 7-19　常规贴面的边缘状态
图 7-20　微创贴面的菲薄边缘
图 7-21　微创贴面的面式边缘
图 7-22　悬突状态，需要调磨
图 7-23　贴面龈缘密合度优秀
图 7-24　贴面切缘密合度优秀

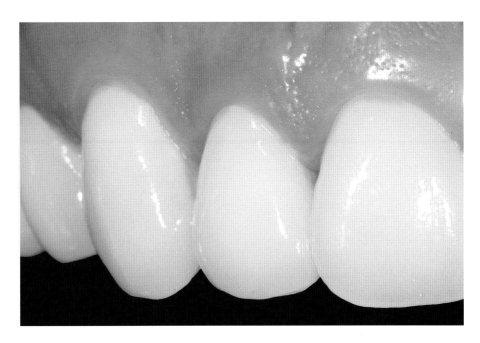

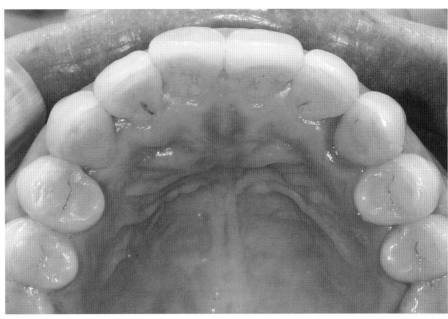

近远中面的边缘密合性相对难以观察或者探查到。如果我们观察修复体的边缘线连续，形态与基牙的近远中预备形态一致，修复体能够稳定就位，颈缘和切缘边缘线可以同时完全密合，近远中边缘线一般不会发生问题。

另外，对于极微创预备和无预备贴面来讲，边缘检查除了密合度以外，还需要检查、评估边缘终止线的位置是否合理、是否可以接受，以及牙面覆盖是否完全，而对于常规预备贴面来讲并不存在这个问题。

前文已述，极微创预备的贴面和无预备贴面需要假想、确定就位方向，贴面修复体覆盖所有非倒凹区的牙面。修复体试戴时需要评估修复体的覆盖面积是否足够、合理，是否存在明显的美学缺陷。通常最容易出现的美学缺陷是龈外展隙的覆盖不全（图7-25，图7-26）。

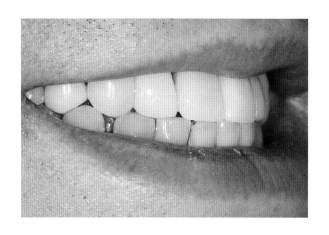 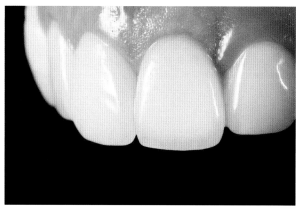

图 7-25　11 远中颈部覆盖不全
图 7-26　边缘覆盖范围良好

图 7-25　　图 7-26

2. 组织面密合性　组织面密合性的概念在全冠修复中并非强调的重点，只要边缘密合、固位良好，全冠内部即使有部分位置的组织面密合性稍差，并不会对全冠修复的效果产生明显影响。

但是针对瓷贴面修复体，组织面密合性非常重要，尤其是对于较薄的瓷贴面更为重要。

首先，组织面如果部分密合性不好，会造成局部的粘接树脂较厚，而不同厚度的粘接树脂固化后很有可能形成不同的颜色和透光性，影响修复后的美学效果（图 7-27）。

除了对美观存在影响外，出现过厚的粘接树脂层还会降低贴面粘接后的整体强度。

理论上讲，瓷贴面修复体的厚度与粘接树脂层厚度之间的差距越大，粘接后的瓷贴面强度越好，两者间的比例关系至少应达到 3 倍以上（图 7-28）。当瓷贴面比较薄时，我们需要将粘接树脂控制尽量菲薄，过厚的粘接树脂层对于修复体的远期成功是不利的。

达到更加良好的组织面密合，应从以下几方面着手：

（1）牙体预备过程中做好精细的抛光；

（2）制取良好精确的精细印模或者数字印模；

（3）灌制精确、坚硬、耐磨损的工作模型；

（4）技师精确的加工，避免涂布过厚的间隙剂；

（5）数字化加工的过程中避免过大的虚拟间隙剂设置；

（6）尽量避免点酸蚀、点粘接法制作临时修复体；如进行了制作，去除粘接层时精确控制厚度。

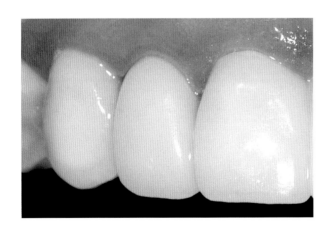 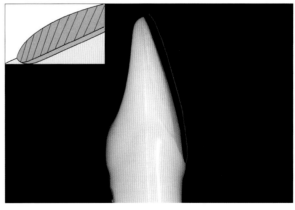

图 7-27　　　图 7-28

图 7-27　13 组织面密合度欠佳，影响美学效果
图 7-28　修复体厚度与粘接树脂厚度的比例应 >3

3. 牙龈密合性　对于采用龈上边缘或者齐龈边缘的瓷贴面来讲，并不存在牙龈密合性的概念。出于改善形态的原因，将瓷贴面的边缘设计到牙龈以下，并需要利用瓷贴面的外形（修复体的穿龈轮廓）调整最终的牙龈形态时，就要考虑"牙龈密合性"这个概念了。

完成的修复体应与已经塑形的牙龈形态密合，不存在张力过大或张力不足的状况，以此维持牙龈良好的形态和健康状况，获得远期成功（图7-29~图7-32）。

如果没有达到良好的牙龈密合性，牙龈形态就会发生变化，情况轻时只是影响美学效果，严重时还会带来不良的牙龈健康后果。

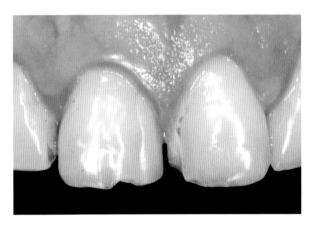
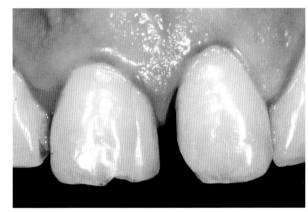
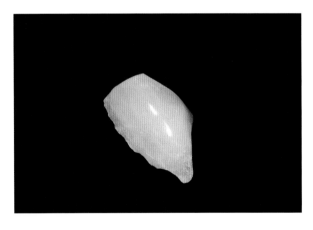
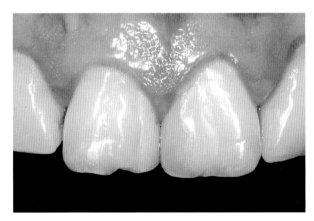

病例实战 31（完成时间：2015年，王六医师提供）

图 7-29　21近中部分缺损，希望通过微创的方式修复
图 7-30　进行微创贴面预备，近中部分龈下边缘
图 7-31　完成的烤瓷部分贴面修复体，个性化堆塑并染色
图 7-32　修复体具有良好的牙龈密合性，牙龈塑形良好、稳定

第二节　瓷贴面的口外调磨与抛光

　　如果是技工室加工完成的贴面，在试戴中可能会有少量位置需要调磨，但一般不会发生大范围的调磨；如果应用椅旁 CAD/CAM 设备由医师自行设计、切削获得修复体，则需要在切削后较大范围的磨削、修形、调整，最终完成修复体的制作，此时就需要掌握更多的调磨技术。

　　无论调磨的量多少，调磨后都必须经过重新的表面处理，使修复体表面达到足够光滑的状态，避免粘接后菌斑聚集、色素沾染，为长期的美学效果和健康效果打下基础。

一、瓷贴面的口外调磨工具和方法

　　瓷贴面是较薄的修复体，主要用于加工瓷贴面的玻璃陶瓷材料又属于较脆的材料，因此，在调磨瓷贴面修复体时需注意的最重要的问题是避免修复体折断崩裂。

　　技师会应用很多种金刚砂和砂石磨头，根据实际需要选择最适当的形态和粒度进行调磨（图 7-33）。

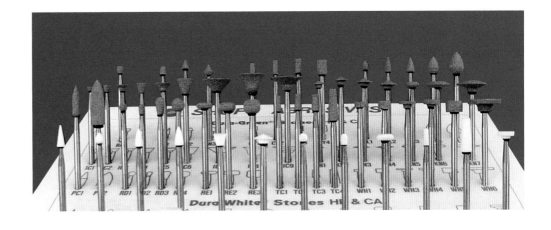

图 7-33　　图 7-33　多种可选择的砂石磨头

对于较厚的标准瓷贴面，应用较大体积的磨头调磨唇侧表面的风险较小，但需注意磨头的同轴性必须很好，转动中不能发生明显震动，否则容易损伤修复体（图7-34）。

对于较薄的微创贴面修复体，以及瓷贴面的边缘部分，都需要更加小心谨慎。应采用同轴性非常好的、较小直径的高质量砂石，如果需要调磨的量较小，应直接采用粒度较小的砂石，以减少后期抛光的步骤（图7-35）。

瓷贴面试戴过程中的调磨需要非常谨慎，需经过反复确认再进行调整，并且每次调整的量要少，防止调磨过量。

烤瓷贴面通常不能再进行加瓷，如果调磨过度就只能返工重做；即使是铸瓷、CAD/CAM加工的贴面，虽然在形态不足的情况下可以进行加瓷，但反复烧结对于修复体的颜色、透明度、形态等都有不利影响。

在调磨中还需要时刻注意适当的加压，不要粗暴加力，避免瓷贴面的崩裂折断。

同时，还要注意调磨要为后期的精修抛光留出适当的量，当调磨接近完成时就应选用粒度较细的砂石，边调磨边进入抛光步骤。

为了更好地完成修复体后期的精细调磨，也为了训练医师的临床能力，满足自行完成椅旁CAD/CAM修复的需要，笔者多年来一直建议临床医师不断练习雕刻蜡型；更进一步的方法是用金刚砂磨头利用废弃的CAD/CAM瓷块手工磨制牙冠外形（图7-36）。

如果具备手工磨制牙冠的能力，在进行瓷贴面试戴过程中的调磨将不再有困难。

图 7-34

图 7-35

图 7-36a

图 7-36b

图 7-36c

图 7-34 针对强度较大部位、较大范围调磨，可采用金刚砂磨头
图 7-35 针对较薄弱部位、少量调磨，选用较细砂粒砂石磨头
图 7-36 应用金刚砂磨头手工磨制陶瓷牙冠，锻炼临床能力

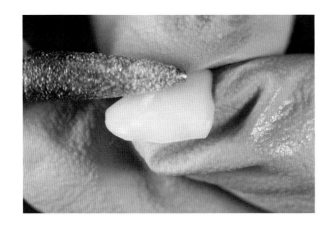
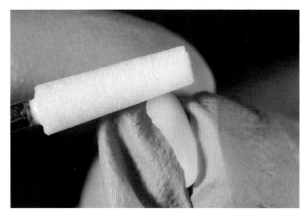

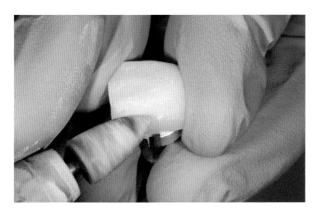
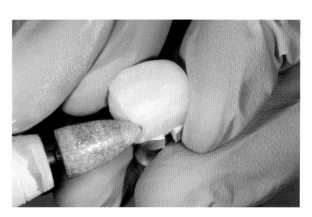

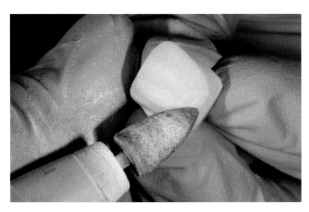

二、瓷贴面的口外抛光工具和方法

瓷修复体调磨后需要重新表面处理至足够光滑。

临床医师必须清楚，烤瓷贴面不适于再次进入烤瓷炉上釉、烧结，否则很容易发生变形、变色、边缘缩短，会直接导致修复失败，只能返工重做。

因此，临床医师必须很清楚技师是采用哪种技术完成的瓷贴面，如果是烤瓷贴面就只能进行抛光处理。

如果是铸瓷贴面，或者 CAD/CAM 玻璃陶瓷贴面，假如调磨范围过大，或者存在染色调整颜色效果的需求，可以进行上釉处理。但需要注意不同材质的瓷贴面的上釉材料、烧结温度、程序也有所不同，要根据制作材料选择适合的材料和程序。

在可能的情况下，如果没有染色调整的需求，笔者建议采用抛光的形式恢复瓷贴面表面的光泽度。

首先，瓷贴面在试戴过程中需要调节的部分通常并不多，个别点位的抛光非常容易；其次，适当的抛光不会对贴面的整体结构造成影响，较上釉风险更小，尤其是针对较薄的贴面修复体，再次烧结存在比较明显的弯曲变形和边缘破坏风险。

可以进行陶瓷抛光的材料很多，大多数需要几支不同粒度的磨头进行系列的抛光，以达到很好的光泽度。

笔者建议只要能达到满意的效果，应选择尽量少的抛光梯度完成。因为与调磨一样，抛光也是很容易造成瓷贴面折断崩裂的步骤，尽量少的操作可以减少这一风险。

笔者常规选择的是"白砂石—橡胶抛光轮—含金刚砂粉的抛光轮"三步抛光方法，过程简单，效果良好（图 7-37）。

陶瓷抛光的手感也是可以训练的。

过小的压力无法将陶瓷抛光至完全光滑，过大的压力又容易导致瓷贴面崩裂折断，只有通过不断练习才能够掌握恰当的压力，并且应掌握用指腹缓冲贴面的操作技巧（图 7-38）。

陶瓷材料在抛光过程中通常会有明显的发热，因此，抛光过程中最好由助手不断帮助降温，也可以在修复体下衬垫小棉球，既增加缓冲，又能隔离发热，但需要特别注意不要将棉丝缠到抛光头上，否则，可能造成修复体飞出、破坏（图 7-39）。

抛光中有以下两个技术细节需要注意：

1. 保留、顺应表面结构　根据牙齿表面结构特征，通常平行沿牙长轴抛光，一般不横向抛光（图 7-40）。

2. 根据边缘设计进行边缘抛光　任何情况下，在抛光中都不要缩短边缘位置；移行边缘尽量不要触碰菲薄的边缘，少量问题可待粘接后再行处理；面式接触的边缘需在调磨、抛光中去除悬突，形成虽然具有凸度、但光滑圆润的外形（图 7-41）。

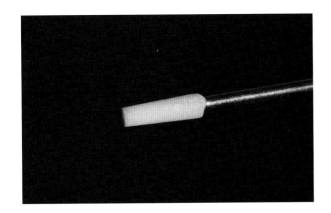

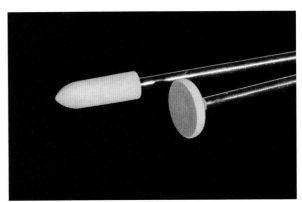

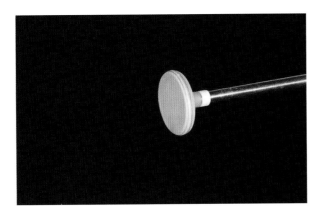

图 7-37a   图 7-37b

图 7-37c

图 7-37 "白砂石—橡胶抛光轮—含金刚砂粉的抛光轮"三步抛光

图 7-38　适当的压力、利用指腹作为缓冲进行抛光
图 7-39　修复体下衬垫小棉球，增加缓冲，隔离发热
图 7-40　顺表面结构特征抛光
图 7-41　形成光滑圆润的边缘形态
图 7-42　Vita Enamic 专用调磨、抛光套装
图 7-43　Vita Enamic 专用染色、上釉套装
图 7-44　上颌前牙牙体缺损
图 7-45　Enamic 修复体染色后

| 图 7-38 | 图 7-39 | 图 7-42 | 图 7-43 |
| 图 7-40 | 图 7-41 | 图 7-44 | 图 7-45 |

视频 20

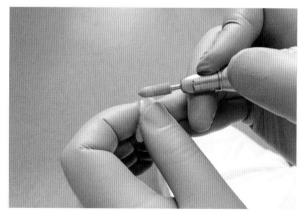

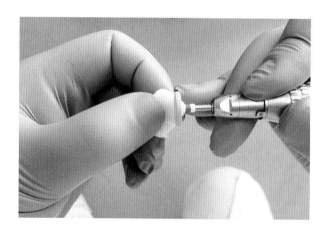

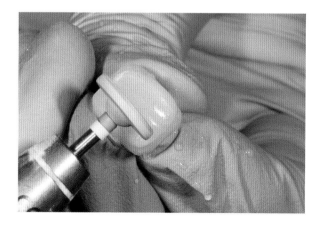

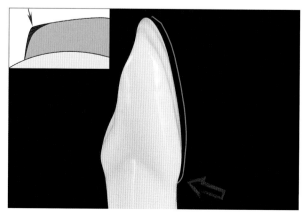

三、混合物陶瓷贴面的调磨、抛光特殊考虑

混合物陶瓷材料可以制作瓷贴面修复体，但由于该类材料特殊的理化性能和操作特点，其调磨、抛光均有特殊考虑。

由于含有树脂成分，这类材料不能进入烤瓷炉上釉；与常规玻璃陶瓷比较，这类材料耐磨性明显降低，因此一般不建议应用粗大的磨头进行调磨，以免体积急剧丧失。

如果调磨量不大，一般建议直接用颗粒较粗的抛光轮进行打磨，可以获得微量调磨的效果；一旦调磨基本到位，即换用精细抛光轮。这样的操作容易控制获得适合的体积。如果按照常规操作，首先调磨到适合的体积，再进行抛光，由于抛光中的体积损失比较明显，抛光后就会发现体积不足，造成失败。这类材料一般都有配套调磨、抛光套装（图 7-42）。

如果需要个性化仿真修复效果，这类材料也有配套染色套装，其操作方式与光固化树脂相同。经过染色，可以获得个性化的美学效果（图 7-43~ 图 7-45）。

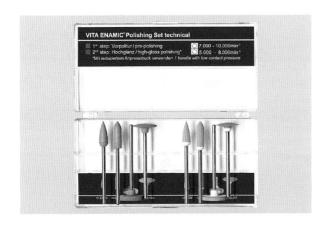
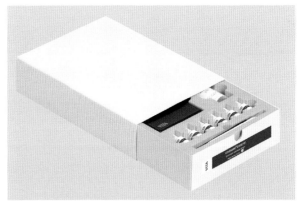
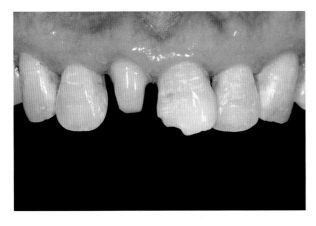
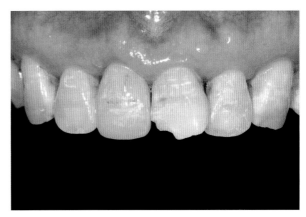

第八章　瓷贴面修复体的粘接前处理

瓷贴面修复体基本不存在机械固位，长期稳定的行使功能主要依靠粘接固位，因此，瓷贴面的粘接是整个修复过程中的重中之重。我们把瓷贴面的粘接分解为三部分进行探讨，本章首先探讨修复体的粘接前处理部分。

根据瓷贴面的加工材料不同，修复体的处理大体分为两大类：玻璃陶瓷贴面和混合物陶瓷贴面，它们之间的处理方式截然不同。

无论哪种瓷贴面，在试戴结束后首先都需要清洗干净，去除可能沾染的试色糊剂、唾液、血液等污染物；之后，需要把瓷贴面放置在专用的、做好牙位标志的小盒中（建议使用小药盒），以免混乱，尤其是当修复体较多时，这样的操作非常有实际意义（图8-1）。

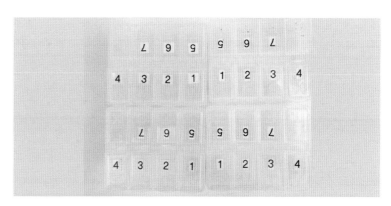

图8-1　建议把瓷贴面放置在专用的、做好牙位标志的小盒中

第一节　玻璃陶瓷贴面的粘接前处理

一、氢氟酸处理

氢氟酸处理是增强型玻璃陶瓷粘接性能的第一个重要步骤。

氢氟酸可以选择性的去除玻璃陶瓷中的玻璃相，提高陶瓷内表面的粗糙度，形成微孔状结构，增加粘接面积，树脂突可以渗透到这些微孔结构中，形成机械锁结，获得牢固的粘接。当然，氢氟酸也具有清洁粘接面、降低表面张力的作用，从一个侧面也可以增加粘接强度。经常用于牙体组织酸蚀的磷酸也可以起到清洁作用，但其并不与瓷材料发生化学作用，因此这一步操作不能应用磷酸。

需要注意的是，氢氟酸处理的效果与被处理陶瓷的种类、氢氟酸的浓度均有关系。经典文献和教科书中一般建议采用 10% 氢氟酸处理 60~90 秒。也有研究给出了如下数据：

1. 针对长石质玻璃陶瓷（代表材料：烤瓷贴面，Vita Mark Ⅱ 贴面）采用 10% 氢氟酸处理 60 秒效果最佳。

2. 针对白榴石增强型玻璃陶瓷（代表材料：IPS Empress 贴面）采用 10% 氢氟酸处理 60 秒效果最佳。

3. 针对二硅酸锂增强型玻璃陶瓷（代表材料：IPS e.max 贴面、Upcera 贴面）采用 5% 氢氟酸处理 120 秒效果最佳。

需注意市售的氢氟酸产品浓度不同（图 8-2，图 8-3），有些产品没有特殊的说明，使用时间可以参考经典理论；有一些产品的说明书中也给出了相应的数据，并且有些数据与经典文献、教科书以及实验室研究存在差异，因此需要认真学习、谨慎使用。

需要明确的是，氢氟酸的处理也并不是越长越好。过长时间的酸蚀，反而会降低陶瓷表面的粗糙程度，还会导致陶瓷材料强度的下降，因此在氢氟酸处理的过程中应准确控制时间。

在具体的酸蚀处理操作中，需要注意组织面要酸蚀完全，不能遗漏，尤其是边缘位置，否则会造成修复体边缘处理不全，影响边缘位置的粘接，最终可能形成微渗漏。

实际上，如果直接用手拿着很小的瓷贴面操作，很容易造成边缘处理不全，此时最好应用专用的粘接棒，可以更好的把持贴面修复体，获得最佳的处理效果（图 8-4，图 8-5）。

当然，非粘接面也不能被氢氟酸所污染，否则被粗化的陶瓷表面直接暴露在口腔内，未来容易造成菌斑聚集、色素沉积。

氢氟酸处理完成后，需要彻底清除。由于氢氟酸具有强烈的腐蚀性，建议采用中和剂首先进行中和，以避免在冲洗过程中污染、腐蚀人体、设备等。

中和以后首先用流水冲洗干净，再用水汽冲洗，将氢氟酸彻底清除。如果氢氟酸清除不彻底，会造成组织损害。

由于氢氟酸具有强烈的腐蚀性及很高的毒性，各国对其产品的销售管理都比较严格，因此在所有的瓷贴面粘接树脂套装中均不含有氢氟酸组分，但这并不意味着不需要使用。开展瓷贴面修复的医师，需要购买、使用氢氟酸进行处理。

有一些加工厂为了方便临床医师操作，在修复体出厂前进行氢氟酸处理，然后转给临床医师。这种情况下，临床医师在试戴合适、粘接前就不需要再次氢氟酸处理，仅需采用磷酸酸蚀，达到清洁效果即可。

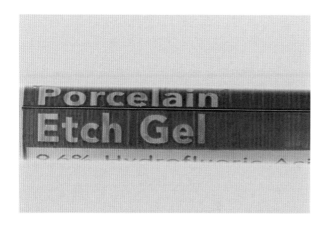

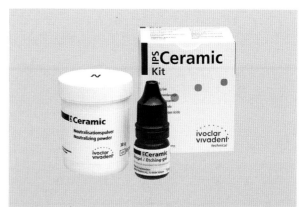

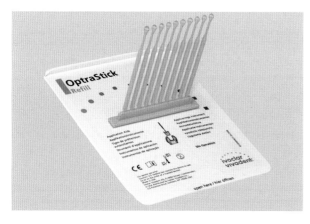

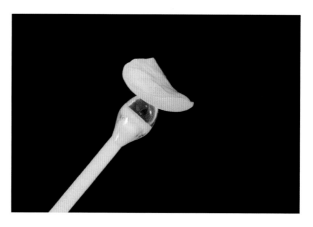

图 8-2

图 8-3

图 8-4

图 8-5

图 8-2　浓度为 9.6% 的氢氟酸
图 8-3　浓度为 5% 的氢氟酸
图 8-4　专用的粘接棒
图 8-5　应用粘接棒处理瓷贴面

214

from standard
to MI & No
preparation

瓷贴面修复技术
——从标准到微创无预备

二、超声清洗

瓷贴面在完成氢氟酸处理后必须彻底清洗，一方面是将剩余氢氟酸彻底清除，另一方面是将处理后在陶瓷表面遗留的沉积物彻底清除，完善暴露氢氟酸处理后形成的微孔结构，为后面进一步的处理创造条件。

仅采用流水冲洗、水气冲洗并不能获得最佳的清洗效果，理想的清洁方式是超声振荡清洗。

具体操作中建议采用"双水浴法"进行超声振荡清洗，也就是将瓷贴面放置在打开盖子的小药盒中，将小药盒整体浸泡在水浴池内，进行超声振荡振荡时间以 3~5 分钟为宜（图 8-6，图 8-7）。采用这样的方式进行振荡清洗，既可以起到彻底清洁的作用，又不会造成修复体在水浴池内混乱、磕碰，对于多个或者超薄贴面的保护尤其重要。

超声振荡完成后需要将贴面修复体彻底干燥，才能进行到下一步处理，此时需要做以下三个工作：

1. 将贴面修复体从药盒中取出，擦拭过多的水分，初步干燥。

2. 最佳的干燥方式是采用无水乙醇涂擦，乙醇自然挥发后获得干燥的表面；或者采用电吹风进行风干。

3. 将贴面重新放置在新的、带有牙位标志的、干燥的小盒中，继续后面的处理工作。

不建议用三用枪进行贴面的干燥，因为三用枪内容易混有油气，如果污染了贴面内表面，将对粘接产生不利影响。

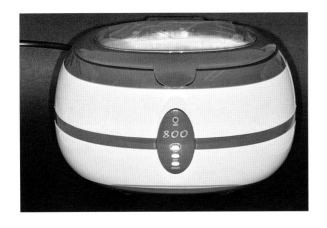

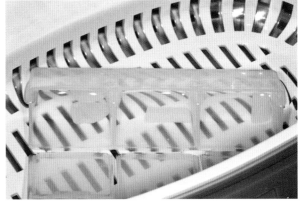

图 8-6　超声振荡器
图 8-7　双水浴振荡清洗处理
图 8-8　单组分硅烷偶联剂
图 8-9　双组分硅烷偶联剂
图 8-10　反复涂布硅烷偶联剂
图 8-11　热处理增强偶联效应

图 8-6　　　图 8-7　　　图 8-8　　　图 8-9

图 8-10　　　图 8-11

三、硅烷化处理

硅烷化是提高玻璃陶瓷粘接性能的另一项重要处理步骤。

理论上讲，当两种材料的特性不相容、有可能紧密的粘接在一起，则需要通过性质位于两者之间的另一种材料来达到结合。硅烷偶联剂就是解决玻璃陶瓷和树脂之间粘接的处理剂。

树脂和玻璃陶瓷分别属于疏水和亲水两类物质。树脂是疏水性的，而玻璃陶瓷结合于二氧化硅的羟基是亲水的。硅烷偶联剂的一端带有羟基，可以结合到玻璃陶瓷表面；另一端由甲基丙烯酸酯基组成，能够通过碳双键粘接到树脂上。依靠这种机制，硅烷偶联剂可以促使树脂和玻璃陶瓷形成紧密的粘接。

硅烷偶联剂有单组分和双组分的区别。单组分者使用简便，但有可能随着保存时间延长而效用降低；双组分者应用略复杂，但效用更加确切有保障（图8-8，图8-9）。

反复多次涂抹可以充分发挥偶联剂的效应；热处理可以进一步增强树脂和玻璃陶瓷之间的粘接强度。临床上建议涂抹3遍硅烷偶联剂，每次涂抹后使用热吹风机进行热处理（图8-10，图8-11）。

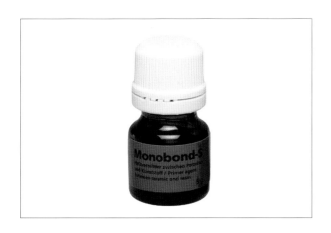

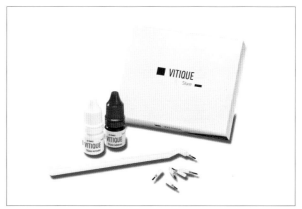

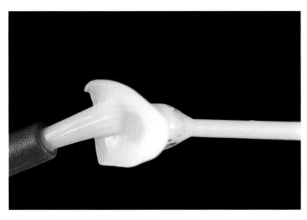

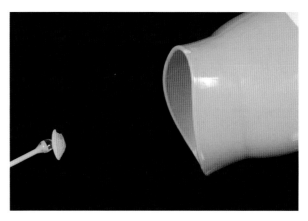

四、树脂粘接剂

多次硅烷偶联处理完善以后，应将贴面修复体重新放回具有牙位标记的、干燥的小盒中备用。之后应开始进行粘接前的基牙准备。

当基牙准备完成后，开始粘接操作之前，最后为贴面修复体的组织面涂抹树脂粘接剂。

粘接剂涂抹应覆盖全部待粘接的组织面，厚度尽量均匀，但是不能过多；涂抹后也不建议固化，以免形成过厚的粘接剂层，影响贴面的准确就位（图 8-12，图 8-13）。

基于同样的原因，涂抹树脂粘接剂的时间应距离修复体最终就位的时间越近越好，以免粘接剂受到外界光线干扰而固化。

从操作流程和医护配合角度来讲，一般建议口内处理到基牙涂布树脂粘接剂的过程，由助手为修复体同时涂布粘接剂；之后马上涂布树脂水门汀，贴面就位。这样的流程有利于贴面的精确就位，尽量减少粘接层的厚度。

总体来讲，玻璃陶瓷贴面的粘接前处理是一个非常复杂的过程，每一个步骤都会对粘接效果产生影响，不能疏忽大意，需要称职的助手、非常认真的操作。

作为临床医师，若想顺利的开展瓷贴面修复技术，就必须认真的培训自己的助手，并且时刻监督助手的工作，做到每一步操作都准确无误，才能获得切实、可靠的粘接效果，为瓷贴面修复的美学效果和长期成功奠定充分的基础。

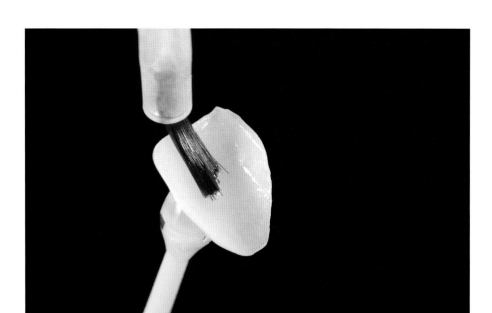

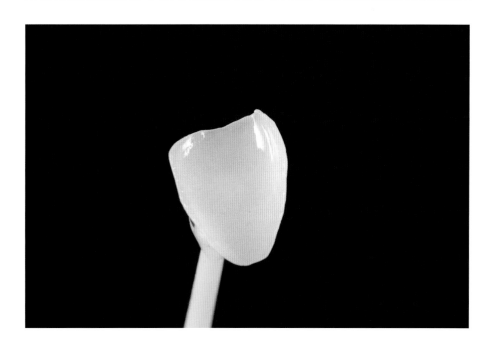

图 8-12

图 8-13

图 8-12　厚度适当均匀的粘接剂
图 8-13　过厚的粘接剂

第二节　混合物陶瓷贴面的粘接前处理

混合物陶瓷是新型的修复材料，虽然目前混合物陶瓷并不主要用于加工瓷贴面，但由于其粘接特性与传统玻璃陶瓷有明显区别，临床医师也必须加以重视。

目前的混合物陶瓷主要利用 CAD/CAM 方式加工，对于加工完成的 CAD/CAM 贴面修复体，临床医师一定要清楚具体的材质，如果属于混合物陶瓷，则要采用完全不同的粘接前处理方式。

一、关于氢氟酸和硅烷偶联处理

氢氟酸酸蚀和硅烷偶联剂硅烷化处理是针对玻璃陶瓷粘接的两个核心处理步骤，但其处理核心均针对玻璃陶瓷中的玻璃相。氢氟酸酸蚀是溶解玻璃相，形成微孔结构，增加粘接面积，形成树脂突的机械锁结；硅烷偶联剂一端与玻璃相的羟基结合，另一端与树脂结合，形成化学结合。

混合物陶瓷的核心特点是用树脂部分或全部替代玻璃陶瓷中的玻璃相，将陶瓷颗粒或陶瓷多孔结构结合在一起，获得新的更具韧性的混合材料特点（图 8-14，图 8-15）。

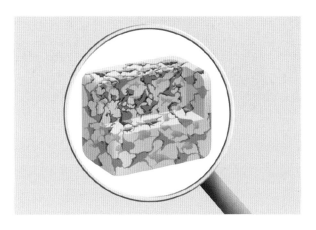
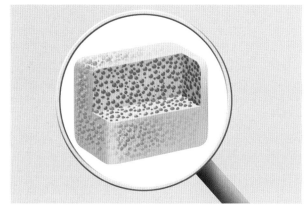

图 8-14　Vita Enamic 内部结构，陶瓷多孔结构内渗透充满树脂
图 8-15　3M Utlimate 内部结构，树脂和陶瓷颗粒的混合体

图 8-14　　图 8-15

与此同时带来的变化是混合物陶瓷中的玻璃相减少或者缺失，这就造成氢氟酸酸蚀和硅烷偶联剂处理对于混合物陶瓷的作用降低或者缺失。

具体来说，Enamic 由于仍存在一部分玻璃陶瓷成分，因此仍建议氢氟酸酸蚀、硅烷偶联剂处理，而 Utlimate 等混合物材料则不建议进行这些处理了。

二、喷砂处理

对于不适合进行氢氟酸酸蚀和硅烷偶联剂处理的混合物陶瓷来讲，其与树脂水门汀之间的粘接性能和树脂之间粘接类似。目前只有一种方式确定可以增强其粘接强度，那就是喷砂处理。

对于常规玻璃陶瓷来讲，一般不建议单独做喷砂处理。

对于长石质陶瓷，喷砂可以在一定程度上增强粘接性能，但是其在喷砂时会有一定的体积丧失，有可能影响其密合度，因此不建议粘接前再进行喷砂处理，采用耐火代型制作烤瓷贴面后喷砂去除耐火代型时也需要控制精度，除净耐火代型即可，不要过分喷砂。

对于白榴石玻璃陶瓷，喷砂同样有可能带来体积丧失、影响边缘密合，因此同样不建议喷砂处理；对于二硅酸锂玻璃陶瓷，喷砂虽不会带来体积丧失，也有一些学者认为可以在一定程度上提高粘接强度，但其作用明显弱于氢氟酸酸蚀，因此常规还是建议直接进行氢氟酸酸蚀处理。

总体来说，玻璃陶瓷贴面修复体粘接前一般不需要喷砂处理。而对于混合物陶瓷，如果其材料成分不适合进行氢氟酸酸蚀和硅烷偶联剂处理，则只能依靠喷砂进行陶瓷表面的粗化，以增强粘接强度。

三、树脂粘接剂

喷砂处理后进行清洁，干燥，之后直接涂布树脂粘接剂，就可以对混合物陶瓷进行粘接了。

目前的混合物陶瓷粘接方法分为两类：Enamic 含有玻璃陶瓷成分，厂家建议处理方法与常规玻璃陶瓷相同；Utlimate 等混合物材料则较常规玻璃陶瓷更简单、更易操作，但是粘接效果并没有传统玻璃陶瓷粘接那样肯定。

因此，笔者建议将混合物陶瓷应用于具有一定机械固位的修复形式，而对于完全依赖粘接固位的修复体，采用玻璃陶瓷加工则更加可靠。

也有许多学者在研究进一步增强型玻璃陶瓷和混合物陶瓷粘接强度的处理方法，比如激光处理、生物化学硅覆盖、高温化学硅覆盖等。随着技术的进步，各种修复体的粘接强度都会进一步增强。

第九章　基牙粘接前处理

瓷贴面粘接成功除了对修复体组织面良好的处理，也需要对基牙表面做适当的处理。

瓷贴面牙体预备的原则是尽量在釉质范围内预备。

如果牙体预备确实控制在釉质范围以内，则粘接前的处理是典型的釉质粘接，其原则和方法都非常简单。

如果瓷贴面的牙体预备中发生了部分牙本质暴露，则粘接前处理就会变得比较复杂。

在正常处理的同时，还需要注意隔离隔湿、防止污染等问题。

第一节　釉质表面处理

规范、标准的瓷贴面预备后，基牙表面仍完全覆盖釉质；微创、无预备瓷贴面粘接前基牙表面同样全部为釉质。

这些情况下，瓷贴面的粘接对于基牙来讲，只是标准的釉质粘接，操作方法可以非常标准，操作难度并不大。

一、釉质表面处理基本流程

这是一个常规、标准的处理方案，其中基本流程和需要注意的问题包括以下几点：

1. 清洁牙面　彻底清洁牙面，去除可能存在的暂时修复体残余、粘接剂残余、试色糊剂、唾液、血液、色素等异物。可采用无氟抛光膏对牙齿表面清洁、抛光。牙体预备过程中做到精细抛光，可以减少基牙表面沾染异物的机会。

2. 酸蚀　采用 32%~37% 磷酸酸蚀，时间 30~60 秒。对于预备后的釉质常规酸蚀 30 秒；对于无预备的釉质应增加酸蚀时间，可达到 60 秒。

3. 冲洗　首先少量流水冲洗磷酸，医师助手需默契配合，迅速吸引去除磷酸，避免污染其他牙齿、软组织；之后大量流水冲洗干净（图 9-1，图 9-2）。

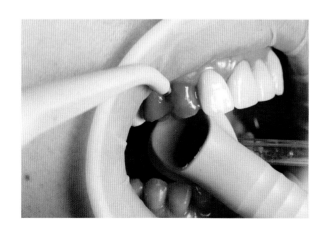
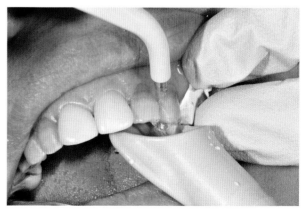

4. 干燥　同样不建议应用三用枪吹干，以免粘接表面被油气污染。推荐使用无水乙醇，自然蒸发后牙面可达到干燥状态。

5. 涂布釉质粘接剂　均匀涂抹釉质粘接剂，不要过厚，也不要进行光照固化，以免影响贴面就位。有些粘接系统需要在涂布粘接剂之前涂布"前处理剂"。

二、隔离方法和要点

基牙处理过程应做到良好的隔离。这里所说的隔离是一种双向的隔离，一方面是避免口腔内的潮湿环境、龈沟液等污染基牙，另一方面是避免各种处理剂污染其他牙齿和软组织。

具体包括以下方式：

1. 橡皮障隔离　口腔治疗中最佳的隔离方式是橡皮障隔离，在牙体牙髓的多项治疗中，橡皮障隔离已经成为常规操作。

在瓷贴面粘接中，同样可以应用橡皮障隔离。瓷贴面粘接的橡皮障隔离相对复杂，需要应用特殊的橡皮障夹，或者采用牙线打结法将橡皮障压至龈下，充分暴露基牙粘接表面。当然，这对于熟练应用橡皮障的医师来讲也并不困难，但对于患者来讲会存在一定的痛苦。

还有一种橡皮障隔离方式，就是隔离口腔内潮湿环境，仅暴露术区，方便操作。对于龈缘部位的全部暴露并不完全追求，而是在操作中靠术者的把握控制基牙的全部暴露。这种方式可以获得基本的隔离效果，操作更加简便（图9-3~ 图9-6）。

瓷贴面粘接中应用橡皮障隔离是一种进步，可以更规范地完成操作，容易为瓷贴面的长期成功提供基础。建议年轻的医师应该将橡皮障隔离作为标准操作方案执行。

当然，瓷贴面粘接如果没有应用橡皮障也并非是绝对的错误，不应用橡皮障并不一定会造成粘接的失败，但是会增加失败的风险。如果没有应用橡皮障隔离，其他一些隔离隔湿方式也会帮助临床医师在一定程度上减少失败的风险。

图 9-1　　　　图 9-2

图 9-1　吸引去除磷酸，避免污染
图 9-2　大量流水冲洗干净

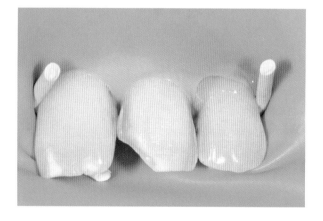

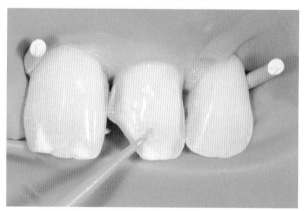

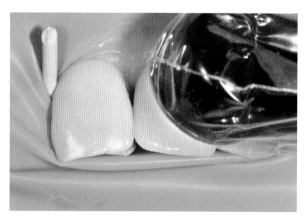

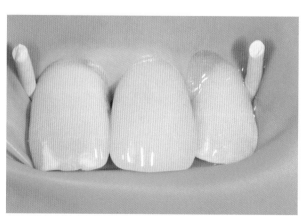

图 9-3　橡皮障隔离口腔环境
图 9-4　橡皮障隔离下处理牙面
图 9-5　光照处理
图 9-6　瓷贴面粘接完成
图 9-7　应用橡胶口撑隔离口唇（粘接前）
图 9-8　应用橡胶口撑隔离口唇（粘接过程中）

图 9-3　　图 9-4

图 9-5　　图 9-6　　图 9-7　　图 9-8

2. 橡胶口撑隔离 橡胶口撑可以将口唇黏膜推离牙齿唇面，隔离口唇，为粘接操作创造充分的操作空间，是一种非常简便的隔离操作方式。

如果不能常规应用橡皮障，在瓷贴面粘接时建议常规应用橡胶口撑（图9-7，图9-8）。

3. 排龈线隔离 如果瓷贴面预备为龈下边缘，在制取印模时就应该进行排龈处理，同样在粘接时仍应进行排龈处理，暴露粘接边缘，同时可以控制龈沟液对粘接的影响。

对于齐龈边缘和龈上边缘，制取模型时可以不进行排龈处理；粘接时，如果没有龈沟液渗出，不进行排龈直接粘接是可以接受的；但如果存在龈沟液渗出，在排龈隔离状态下进行粘接则是更有把握的操作方式。

排龈的目的一方面是暴露粘接边缘，一方面是控制龈沟液渗出，达到良好的隔离状态。

4. 聚四氟乙烯薄膜隔离 其在瓷贴面粘接中应用非常广泛，应用意义主要在于阻止酸蚀剂、粘接剂等各种处理剂污染邻近牙齿（图9-9~图9-12）。

无论是否应用了橡皮障，只要待粘接牙齿的邻牙仍然暴露，都应该在对基牙进行处理之前，采用聚四氟乙烯薄膜对邻牙进行覆盖隔离。尤其当邻牙同样为待粘接的基牙时，聚四氟乙烯薄膜的隔离更加重要。

如果没有采用聚四氟乙烯薄膜覆盖、隔离邻牙，酸蚀剂则可能对邻牙造成不必要的酸蚀；同样，如果邻牙沾染到粘接剂，则可能形成固化的粘接剂层；当邻牙为待粘接的牙齿时，形成的固化粘接层则有可能对后续的修复体就位和粘接效果产生不良的影响。

聚四氟乙烯膜极其菲薄，对于瓷贴面和邻牙之间的接触点不会造成影响，可以放心应用。

赛璐珞条作为一种传统的隔离用物，由于其自身厚度较大，会对修复体就位和邻接关系造成影响，目前已经不再建议应用。

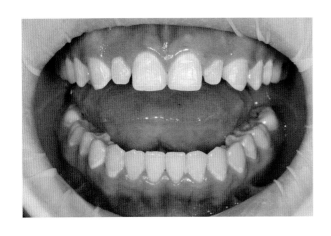
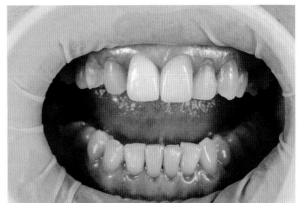

瓷贴面修复技术
——从标准到微创无预备

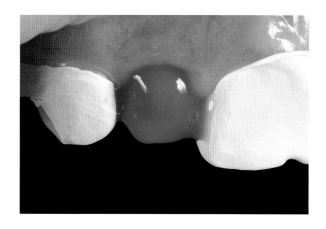
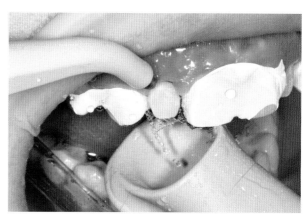

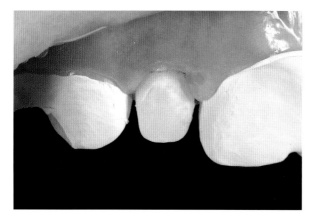
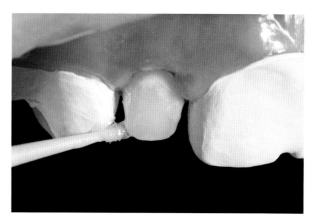

图 9-9　　聚四氟乙烯薄膜隔离酸蚀基牙，避免对邻牙的不当酸蚀
图 9-10　大量流水冲洗酸蚀剂，聚四氟乙烯薄膜保护邻牙
图 9-11　排龈线隔离、基牙干燥后
图 9-12　涂布釉质粘接剂

图 9-9　　　　　图 9-10

图 9-11　　　　图 9-12

第二节　牙本质暴露的处理原则和方法

牙本质的处理与釉质的处理原则和方法差异非常大，如果存在牙本质暴露，其处理方式与完全的釉质粘接存在一定的区别。

有些情况下肉眼就可以观察到牙本质暴露的范围，有些情况下肉眼则不容易直接分辨。准确的判断是否存在牙本质暴露，以及牙本质的暴露范围是一个有意义的步骤。

一、牙本质暴露的准确辨别

在肉眼无法直接、准确分辨牙本质暴露的位置或范围时，可以采用分次酸蚀的方法，选择性的进行酸蚀，具体方法如下：

1. 首先对基牙粘接面整体酸蚀 15 秒。

2. 冲洗、去除酸蚀剂，轻轻吹干牙面，可见釉质范围内呈现白垩色，如果存在牙本质暴露，则牙本质范围内不呈现白垩色，且颜色饱和度较高。

3. 针对釉质范围再次酸蚀 15 秒，牙本质范围内不再酸蚀。

采用这种方法，可以准确地针对釉质和牙本质进行酸蚀，既保证粘接强度，又可以避免粘接后的牙本质敏感。

二、少量浅表牙本质暴露的处理原则

如果仅有少量浅表牙本质暴露，预期对粘接效果基本不会产生影响，也没有因此而产生牙本质敏感，忽略不做特殊处理也基本不会带来任何问题。

如果已经存在轻微的牙本质敏感症状，或者虽然目前还没有明显症状、但患者本身属于对牙齿敏感症状比较敏感的类型，就应考虑对牙本质进行特殊的处理。

因为粘接前针对釉质的酸蚀、干燥等处理，对于暴露的牙本质是比较明显的刺激，有可能在牙体预备后、戴用临时修复体过程中并未发生牙本质过敏，而在"标准的"粘接操作后，基牙遗留长时间的敏感、不适症状。

基本的处理原则包括以下两方面：

1. 采用选择性酸蚀方法，减少牙本质酸蚀时间，仅酸蚀 15 秒。

2. 避免强力干燥处理，改为采用适当的牙本质脱敏剂处理。

牙本质脱敏剂的种类很多，机制各不相同，应用在贴面修复中时需要认真的学习、研读其机制。

很多牙本质脱敏剂的机制是形成各种类型的结晶沉淀，达到封闭牙本质小管开口的作用，虽然可以达到脱敏效果，但会对树脂粘接产生不利影响。

比如临床上针对牙本质磨耗敏感的常用治疗产品极固宁（Green Or）就属于这类机制，因此，不能在贴面修复的基牙上应用。

氟化物脱敏剂也是形成含氟的复合物沉淀，因此对树脂粘接也会产生不利影响，适用于牙颈部暴露等牙齿表面的敏感症状的缓解，而不能应用在瓷贴面修复等需要进行树脂粘接的情况。

不影响树脂粘接，是此时选择牙本质脱敏剂的最基本原则。

在临床上，笔者多年来选用的是已经具有几十年历史的经典牙本质脱敏剂——Gluma（图 9-13）。

Gluma 的主要成分是 2- 羟乙基甲基丙烯酸酯和戊二醛，其作用机制为渗透至暴露的牙本质小管内部，戊二醛凝固牙本质小管，产生有效的脱敏作用；同时由于牙本质小管开口部位未被堵塞，因此对于树脂粘接不会产生不利影响（图 9-14）。

Gluma 价格很低，在国际上应用的历史很长，多年来没有任何文献认为其会影响树脂粘接，相反很多文献证明其对树脂粘接可以产生正向影响。因此，笔者认为采用 Gluma 进行牙本质敏感的控制是非常合理的选择。

Gluma 的应用方法也很简单，就是在冲洗干净、基本干燥的牙本质表面涂布 Gluma，待其渗透，液体薄膜消失后即可；也可以重复使用，增强效果。

具体操作中，牙体预备后如发现有少量浅表牙本质暴露，可即刻应用 Gluma 进行脱敏处理，防止预备后牙本质敏感；在粘接前，在选择性酸蚀处理完成后，可以针对牙本质区域再次进行脱敏，以减少粘接后的牙本质敏感。

更进一步的操作细节是选择性酸蚀以后，牙本质脱敏和釉质干燥的操作顺序。前文讲过，釉质酸蚀后表面需要彻底的干燥，最佳方式是无水乙醇脱水。但是如果无水乙醇接触到未进行处理的、开放的牙本质小管，则会造成明显的不良反应。

因此，选择性酸蚀后，正确的操作顺序应该是首先对牙本质区域进行脱敏处理，然后再进行釉质区域的干燥处理。

近年来也有很多针对预备后牙本质脱敏处理的新产品，如自酸蚀牙本质粘接剂，也可以起到封闭牙本质小管的作用。Hybrid Coat（牙本质保护漆，sun Medical，日本）是其中重要的代表产品，其使用反响很好，也可以考虑应用（图 9-15，图 9-16）。

Hybrid Coat 含有粘接促进单体 4-META，正确应用可以增强树脂粘接强度。事实上，如果在粘接前应用，可以直接将牙本质保护漆作为牙本质粘接剂使用，也不再需要涂布其他树脂粘接剂。

但是，如果在预备后就考虑脱敏处理，还是应考虑选用 Gluma 更安全。Hybrid Coat 应用后如果不是即刻进行树脂粘接，其表面未聚合层不存在以后，还是有可能对树脂粘接强度产生不良影响。

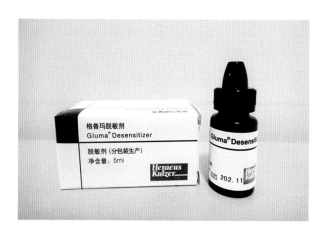
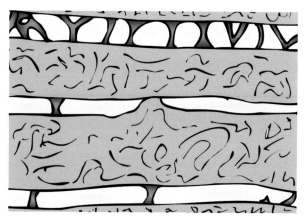

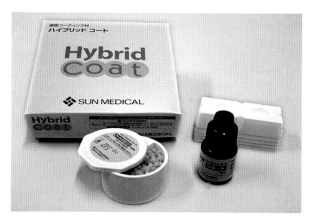
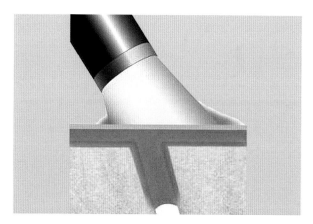

图 9-13	图 9-14
图 9-15	图 9-16

图 9-13　Gluma 脱敏剂
图 9-14　Gluma 脱敏作用模式图
图 9-15　牙本质保护漆
图 9-16　牙本质保护漆作用机制

三、局部深层牙本质暴露的处理原则

贴面修复牙体预备中一般不应该出现较深层的牙本质暴露，只有在一些特殊的情况下才会发生这类问题。比如局部的釉质缺损、局部龋坏、深在的楔状缺损等情况，如果牙本质暴露的面积有限，从整体微创的角度考虑，还是可以进行瓷贴面修复的，但是深层牙本质暴露的问题需要特殊考虑处理。

即刻牙本质封闭（IDS，immediate dentin sealing）是一个比较新的概念，即在牙体预备以后、制取印模前即刻使用牙本质粘接剂封闭暴露的牙本质。

釉质粘接需要在"干燥"环境下进行；而牙本质粘接强调的是"湿粘接"的理念，否则牙本质胶原纤维网塌陷，就无法形成良好的粘接效果。"干"与"湿"的矛盾，致使在同一时间完成牙本质和釉质的粘接存在困难。按照即刻牙本质封闭的理念，可以在牙体预备后直接封闭牙本质部分，这样粘接时就不会存在牙本质粘接的困难了。

前述"牙本质保护漆"的处理方式，其本质上就属于即刻牙本质封闭，但由于需要考虑未固化层缺失后对永久粘接的不良影响，笔者认为仅采用"牙本质粘接剂"进行封闭并不是非常合理的选择。

笔者建议针对牙体预备后，将局部深层牙本质暴露的位置直接进行完善的树脂充填，形态修整后再进行印模制取。

这种对"牙本质即刻封闭"技术的解构，其实是将牙本质粘接和釉质粘接在时间轴上进行隔离。

进行这种操作以后，暴露的牙本质完全被树脂所覆盖，牙本质暴露敏感问题得以解决（图9-17，图9-18）。

经过以上处理后，正式修复体粘接时，已经不存在牙本质脱敏的问题，此时需要考虑的问题，转化为釉质的树脂粘接和树脂之间粘接如何同时达到更好的效果。

针对已固化树脂表面的树脂粘接，目前的理论是仅需进行粗化处理，即可获得较好的粘接效果。

最理想的粗化处理方式是采用椅旁喷砂工具进行局部喷砂处理（图9-19，图9-20）。实际上除了贴面修复，这种设备在很多树脂修复领域都很常用。

采用椅旁喷砂时，需要准确控制喷砂部位，避免损伤非粘接区域和黏膜。

如果不具有椅旁喷砂设备，另一种更简单的"粗化"处理方式就是采用金刚砂车针轻微打磨，去除树脂表层，暴露内层树脂，形成新鲜的粗糙表面（图9-21，图9-22）。

这种处理方法非常简单，需要注意的是控制磨除深度，避免因这一操作造成局部粘接空间过厚，引起美学问题和粘接强度问题。

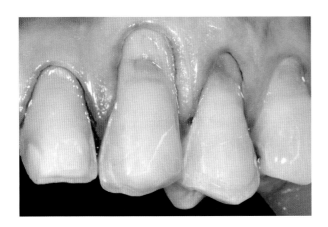
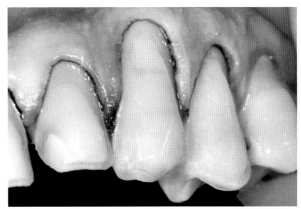
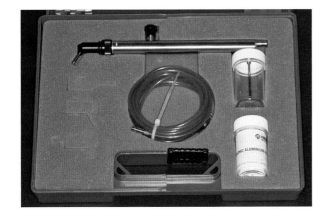
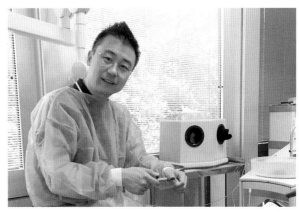

图 9-17

图 9-18

图 9-19

图 9-20

图 9-17　牙颈部牙本质暴露
图 9-18　牙本质暴露区域即刻充填
图 9-19　椅旁喷砂工具
图 9-20　安装在椅旁的喷砂设备

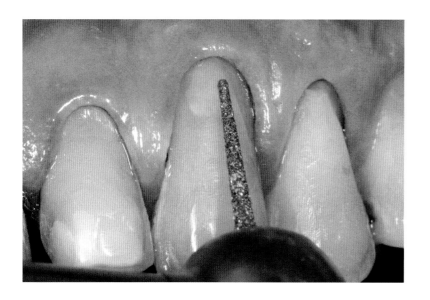

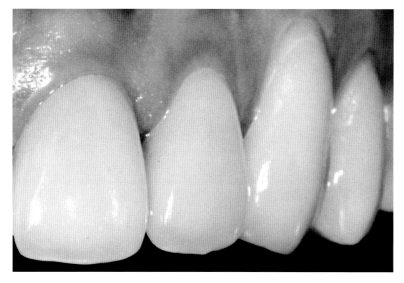

图 9-21

图 9-21　粘接前打磨粗化处理
图 9-22　瓷贴面粘接完成

图 9-22

四、关于贴面修复牙本质暴露的基本应对思路

瓷贴面修复中应尽量避免牙本质暴露，通过充分的术前分析、诊断和设计，确定合理的治疗方案、治疗目标和牙体预备方案，尽量避免牙本质暴露，是正确的治疗思路。

以上所提到的各种牙本质暴露的处理方法，应该仅仅作为补充方案，应对少量可预期的问题。

在病例设计阶段就应该对是否会发生牙本质暴露、有可能暴露多少有比较准确的预判。通过治疗方案、治疗目标的调整，以及微创、无创贴面技术的应用，应该将牙本质暴露问题的可能性降到最低。

总体而言，关于贴面修复牙本质暴露的基本思路包括以下几点：

1. 对于预期发生较大面积牙本质暴露的病例，调整治疗方案，避免瓷贴面修复。比如较严重排列不齐情况下，强行进行瓷贴面修复，通过瓷贴面修复改善牙齿排列，是大面积暴露牙本质的一种常见原因。这种状态下建议避免直接贴面修复，调整方案为正畸治疗后再进行修复。

2. 充分考虑患者的美学需求和舒适、功能需求之间的平衡，尽可能考虑微创或者无预备贴面修复，减少牙体预备量，可以在很大程度上避免牙本质暴露。

3. 针对可能发生的少量、表浅牙本质暴露问题，仅需采用适当的脱敏处理即可。

4. 对于局部的、较深在的牙本质暴露，根据"即刻牙本质封闭"的理念，在时间轴上分隔牙本质粘接和釉质粘接，减小操作难度。

第十章 瓷贴面修复的粘接操作

经过对贴面修复体和基牙两方面粘接前的复杂准备，终于进入到真正的瓷贴面粘接操作过程。

瓷贴面粘接中有许多技术细节值得探讨，本章将和大家一起探讨贴面的就位、光固化的方式、多余粘接树脂的清除等细节问题。

在深入剖析具体操作之前，还将和大家进一步探讨瓷贴面粘接树脂水门汀的特性和选择（图10-1~图10-4）。

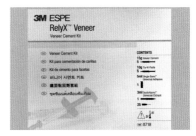
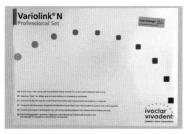
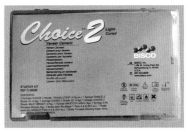
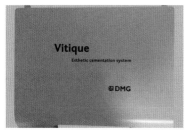

| 图 10-1 | 图 10-2 |
| 图 10-3 | 图 10-4 |

图 10-1　RelyX Veneer 粘接剂
图 10-2　Variolink N 粘接剂
图 10-3　Choice 2 粘接剂
图 10-4　Vitique 粘接剂

第一节　贴面粘接树脂水门汀的选择

由于贴面修复的特殊性，其应用的树脂水门汀与全冠修复应用的水门汀有着明显不同的要求。

常规用于粘接全冠的树脂水门汀，通常都不适用于粘接瓷贴面。

以下介绍适合应用在瓷贴面粘接的树脂水门汀的特性，以及相关的选择要点。

一、全酸蚀

由于瓷贴面的预备原则是在釉质以内，进行粘接时需采用全酸蚀处理系统（酸蚀冲洗系统）处理釉质，才能够获得确切的粘接效果。

这种特性要求粘接瓷贴面的树脂水门汀需要能够与全酸蚀处理系统匹配。

自酸蚀、自粘接的树脂水门汀普遍不适合针对釉质进行粘接，因此一般来讲不适合瓷贴面的粘接；有一些树脂水门汀适合搭配自酸蚀处理系统应用，一般来讲也不适用于粘接瓷贴面。

只有确定可以与全酸蚀系统搭配应用的树脂水门汀，才可以用于瓷贴面的粘接。

二、光固化

树脂水门汀的固化包括光固化、自固化、双固化三种类型。

自固化和双固化树脂常规均为双组分，应用时将两部分混合，启动自固化机制；双固化可以同时进行光照，启动光固化机制。这两类树脂水门汀适合应用在不能实现纯光固化的修复体粘接中，比如全冠粘接、纤维桩粘接等。

但是自固化和双固化树脂存在两个问题，有可能影响瓷贴面修复的近、远期美学效果。

1. 双组分混合比例如果不准确，可能造成颜色不准确。

2. 性质不够稳定，易发生老化变色，影响远期美学效果

基于以上两点，瓷贴面粘接常规应选用纯光固化树脂水门汀，也就是单组分的树脂水门汀。

三、多颜色

前文已反复提到，由于瓷贴面厚度很小、透光性很好，修复后的颜色效果会受到基牙颜色、粘接树脂的颜色和透光性、修复体的颜色和透光性等多方面因素的影响。

进行到瓷贴面粘接的步骤，基牙颜色、修复体颜色和透光性已经确定，树脂水门汀的颜色和透光性成为最后可以选择、调节的因素。

为了能够发挥这种选择、调节作用，真正的瓷贴面粘接剂都有多种颜色可供选择，同时每个色号的树脂水门汀的透光性也不尽相同，可供临床医师选择最适合的应用（图 10-5~ 图 10-7 ）。

需要注意的是，针对每一套树脂水门汀系统，我们都需要学习、熟悉其颜色系统，而不能靠以往的感觉而随意选择。比较几套树脂水门汀的"对应"色号树脂，我们就会发现它们之间的颜色统一性非常低（图 10-8 ）。

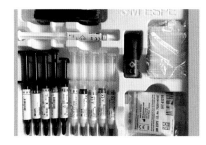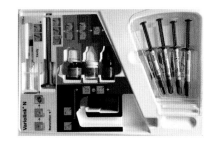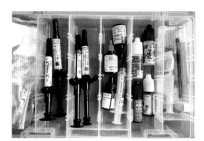

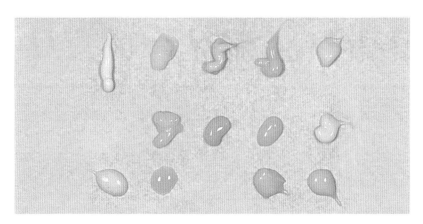

图 10-5	图 10-6	图 10-7

图 10-5　具有多种颜色选择的贴面粘接树脂水门汀（3M Relyx Veneer）
图 10-6　具有多种颜色选择的贴面粘接树脂水门汀（义获嘉 Variolink N）
图 10-7　具有多种颜色选择的贴面粘接树脂水门汀（Bisco Choice 2）
图 10-8　几种贴面粘接树脂水门汀"对应"色号之间颜色对比

图 10-8

四、有试戴

面对多种颜色的树脂水门汀，临床医师依靠想象无法确定应选用哪一个色号。因此，真正的瓷贴面粘接剂都具有专用的"试色糊剂"，其与粘接树脂一一对应（图10-9，图10-10）。

有一些瓷贴面粘接树脂水门汀的常规包装中并不含有试色糊剂，而需要单独购买。临床医师如果购买到这样的产品，还需补充购买试色糊剂，才能相对准确的应用。

临床医师首先应用试色糊剂选择效果最佳的色号（具体方法参见"第七章　瓷贴面的试戴和调整"），然后采用同色号的树脂水门汀粘接，可以形象化地预判粘接效果。试色糊剂通常为水溶性，应用后只需用水气冲洗，就可以将试色糊剂冲洗干净。

当然，这种准确的预判需要建立在树脂水门汀和试色糊剂之间具有基本一致的颜色和透光性的基础之上。然而，在售产品的这种一致性有些还不错，有些却不好（图10-11，图10-12）。

临床医师在应用一套瓷贴面粘接树脂之前，需要充分了解产品的各种特性，其中树脂和试色糊剂之间颜色和透光性的一致性是非常重要的性能。

所有产品都宣称自己的性能非常良好，但我们要知道确实有一些产品还是存在问题的。

了解这一性能可以通过阅读相关文献，了解专家的实验室对照比较结果。当然也可以非常简单、直观的了解，只要将对应色号的粘接树脂和试色糊剂打出到均一的背景，直接肉眼对比，有些产品用肉眼就可以分辨出明显的区别。

应避免应用这种存在明显差异的产品，至少应弃用肉眼就可以发觉颜色或透光性差异的色号，否则有可能因为这一问题直接导致修复的失败（图10-13~图10-16）。

根据多年的临床经验，笔者建议尽量减少通过粘接树脂调整颜色效果的期望。

在大范围修复中，不同的粘接树脂可以对整体效果产生一定的调整作用；但在需要颜色匹配的修复中，过分依赖粘接树脂进行准确的调整经常会失望，更好的解决办法还是通过准确、全面的比色（参见"第四章　瓷贴面修复的比色、选色和表达"）、良好的修复体加工获得基本正确的颜色效果，仅通过粘接树脂进行颜色的微调是可行的。

另外，在选择粘接树脂的颜色时，笔者建议在可能的情况下选择具有较好透明效果的粘接剂，减少出现粘接后颜色缺陷的风险。

尤其是在进行超薄贴面修复时，比较透明的粘接树脂可以减少颜色变化突兀的风险；即使是存在遮色需求的病例，也可以采用明度较高的陶瓷材料制作；或者在烤瓷过程中应用遮色瓷粉瓷层，达到一定的遮色性能，而尽量避免应用很白的、不透明的粘接树脂。

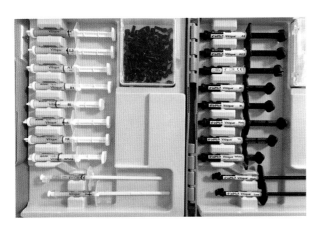

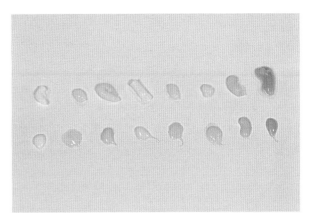

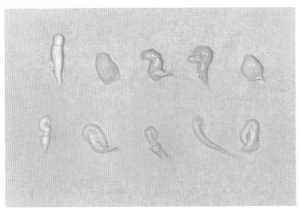

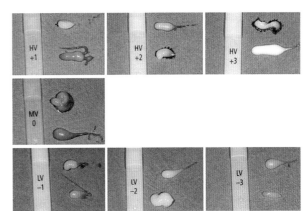

图 10-9   图 10-10

图 10-11   图 10-12

图 10-9   具有多种对应颜色的贴面粘接树脂水门汀和试色糊剂
图 10-10   树脂水门汀和试色糊剂具有基本一致的颜色和透光性
图 10-11   树脂水门汀和试色糊剂的颜色和透光性基本一致
图 10-12   某些色号树脂水门汀和试色糊剂的颜色和透光性差异很大

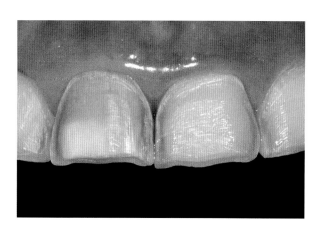

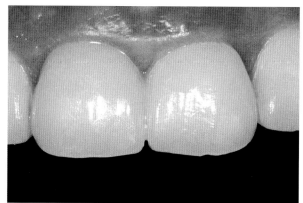

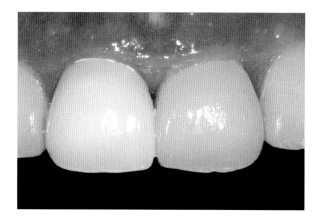

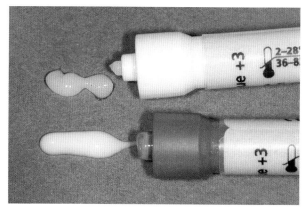

图 10-13　基牙颜色存在差异，通过不同粘接树脂调整颜色一致性

图 10-14　通过不同色号试色糊剂，获得良好一致性，确定粘接方案

图 10-15　粘接后两个修复体颜色出现巨大差异，21 与试色结果基本一致，但 11 明度明显偏高

图 10-16　应用在 11 的粘接树脂和同色号试色糊剂的颜色和透光性都有巨大差别

| 图 10-13 | 图 10-14 |
| 图 10-15 | 图 10-16 |

另外，如果应用齐龈边缘或者龈上边缘，也建议采用透明度较高的粘接树脂，粘接后不易显现粘接剂边缘，可以更好的隐藏边缘线，获得更好的美学效果（图 10-17，图 10-18）

笔者的另一个理念是，我们应当通过完善的预备体抛光、精确的印模和模型、良好的修复体制作，使最终的修复体尽量精确，这样粘接树脂的粘接层则会非常薄；在极薄的情况下，粘接树脂的颜色和透光性差异不会很大，粘接树脂对修复效果的影响则可以非常小。减少了一个影响因素，会使整个修复变得更加简单。

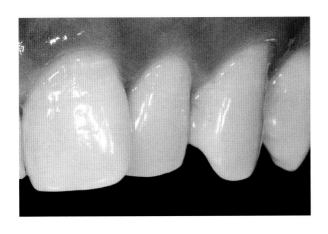
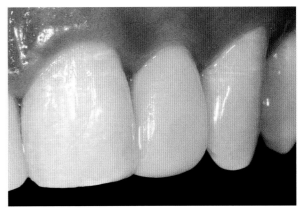

图 **10-17**　22 轻微排列不齐，拒绝正畸治疗，采用微创瓷贴面修复，边缘设计为齐龈
图 **10-18**　完成的微创瓷贴面修复体，采用透明树脂粘接剂粘接，获得良好修复效果

图 10-17　　图 10-18

五、高流动

以上用大量篇幅探讨了粘接树脂的颜色、透光性，以及与试色糊剂之间一致性的问题，关于粘接树脂还有另外一个物理性质也非常重要，那就是流动性。

良好的瓷贴面粘接树脂应具备非常好的流动性。

瓷贴面在粘接就位时，需要将粘接树脂压迫形成非常薄的厚度。如果粘接树脂具有很好的流动性，贴面就会很容易就位；有些粘接树脂的流动性并不好，修复体就位时就需要施加比较大的压力。

如果仅仅是施加压力，对于较厚的、常规预备的贴面来讲问题并不明显；如果是超薄贴面，过大的就位压力存在将贴面压迫折裂的风险；而对于极微量预备或者无预备贴面，施加较大就位压力有可能造成就位不准确的问题。

而这些问题一旦发生，有些情况下修复体还可以勉强粘接完成、行使功能，但会留下美学上或者长期成功上的问题和风险；有时直接造成整个修复前功尽弃，对于临床医师和患者来讲都是一个很大的打击，甚至会令医师和患者对瓷贴面的修复形式产生怀疑。

因此，临床医师在选择材料时应对粘接树脂的流动性加以认真体会，选择流动性较好的材料。

对于已有的、流动性欠佳的材料，可以考虑通过树脂加热改善其流动性，弥补这一缺点，尽量避免问题产生。

总之，选择适合的、性能良好的瓷贴面树脂粘接水门汀是非常重要的基础工作。并不是所有声称可以粘接瓷贴面的粘接树脂都是良好的贴面粘接剂；并不是所有瓷贴面粘接树脂水门汀的材料性能都是非常优秀的。

临床医师需要充分掌握粘接树脂的特性，了解其优势和局限性，正确使用，才能顺利、完善的完成瓷贴面修复最后一个关键步骤。

第二节　贴面粘接操作中的技术细节

一、贴面粘接的顺序

当进行多颗牙齿瓷贴面修复时，我们需要考虑适当的粘接顺序。

在"瓷贴面试戴与调整"章节中我们提到，个别情况下多个瓷贴面的就位会有特殊顺序要求，如果违背了特殊顺序，就有可能造成某些修复体无法就位，这种情况下粘接顺序则要按照试戴中确定的就位顺序。

通常这种情况发生在基牙存在排列不齐的情况下。

正常情况下，贴面的就位没有特殊要求，此时的粘接顺序应该是从相对重要到相对次要的位置。全口最重要的美学区域是上颌中切牙，因此，如果涉及上颌中切牙修复，就应首先粘接上颌中切牙，之后为上颌前牙、上颌前磨牙、下颌前牙、下颌前磨牙。

对于一次粘接的数量，许多经典参考书建议每个修复体单独粘接。这样操作的好处是术者精力集中，可以更精确地粘接每一个修复体；但缺点是操作缓慢、费时，带来的问题是患者的感受相对不佳。

同时，如果是极微量预备或者无预备的病例，粘接过程中的准确就位是一个非常重要的问题。在试戴时，我们可以依据观察边缘状态判断就位是否准确，但正式粘接时边缘周围都有粘接树脂溢出，此时无法观察到边缘状态，判断单独一个修复体的就位准确性通常是非常困难的。

笔者习惯于双侧上颌中切牙同时就位、同时粘接，可以互相作为对照，易于确定准确的就位。

对于多个瓷贴面修复体病例，在粘接每个象限最后一个修复体之前，建议再次试戴，确认就位、接触点完全无误后，再进行粘接。

"第七章　瓷贴面的试戴和调整"中已经反复强调，贴面修复体之间的接触点必须要调整到毫无压力，否则在粘接时则会出现不能完全就位的问题，影响最终的排列、外形和颜色效果。

尽管经过认真的试戴和调整，有时仍会存在接触点紧的问题。通常这一问题会在粘接最后一个修复体时明显表现出来，因此在粘接最后一个修复体前再次试戴是最安全的做法。

二、粘接水门汀的放置

在基牙和贴面修复体都经过正确的处理、口腔内做好隔离隔湿工作、完成涂布树脂粘接剂后，就需要在基牙和修复体之间放置粘接树脂水门汀，然后就位。

粘接水门汀放置在牙面，还是在修复体组织面？笔者认为没有本质的区别。只要放置粘接水门汀内部不产生气泡，通过修复体就位方向控制引导水门汀可将牙体和修复体之间的间隙充满，不残留间隙，无论水门汀首先放置在哪面都没有本质的区别。

由于在粘接配合中通常由术者负责基牙方面的工作，助手负责修复体方面的工作。出于更好的控制粘接过程中关键因素的考虑，笔者习惯于将粘接树脂放置在基牙表面（图 10-19，图 10-20）。

还有些医师习惯于基牙、修复体两侧都放置粘接水门汀，排除材料使用量较人的因素，这样的操作结果差别不会很明显。

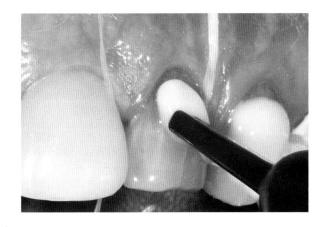
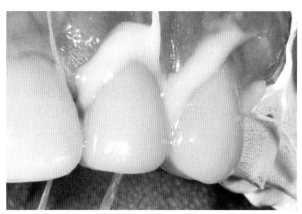

图 10-19　笔者习惯将树脂水门汀放置于基牙表面

图 10-20　通过就位方向控制引导水门汀充满牙体和修复体间隙

图 10-19　　图 10-20

三、贴面准确就位的判断

确认贴面的准确就位是一个极其重要的步骤。

对于常规预备瓷贴面，贴面准确就位后通常会有比较明确的手感，临床医师也可以在贴面就位后即刻应用探针检查龈缘、切缘的边缘线是否完全密合。

对于极微创预备或者无预备的贴面修复体，需要在试戴过程中仔细体会、记忆完全就位后修复体的排列、形态；正式粘接时成组就位，互为参照；就位后同样需要迅速用探针检查边缘状态，确认是否达到了完全就位。

从确认就位的角度讲，无预备是最困难的，开窗式预备也存在一些难度，对接式预备和包绕式预备由于存在非常明确的止点，因此基本没有难度。

这提示我们即使是进行极微创预备或者无预备修复，在制作修复体时也可以有意识的制作"止点"，帮助临床医师在试戴、粘接中准确就位。"止点"可以在粘接完成后在口内调磨去除、再抛光处理（图10-21，图10-22）。

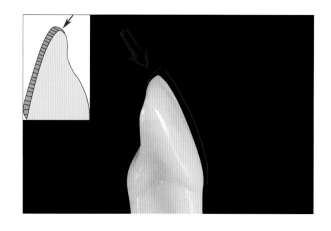 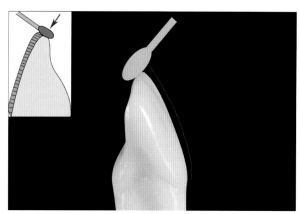

图 10-21 图 10-22

图 10-21　"就位止点"示意图
图 10-22　粘接后去除"就位止点"

四、初步光照的目的和方法

确认修复体准确就位后，下一步的操作是初步光照固化。

关于光照固化的第一个问题是，首先照哪里？

经典教科书中给医师的建议是首先进行"舌侧照射"，让光线透过基牙达到粘接树脂层，使树脂固化。提出这种建议的理论基础是树脂受光固化存在向心性收缩，舌侧照射固化树脂，使树脂呈现向着牙体组织方向的收缩，能够产生比较有利的应力分布。

然而实际的情况是，如果从舌侧进行照射，假如光固化灯的强度不是非常足够，能够透过基牙牙体达到树脂层的光强则非常有限，并不足以使树脂获得固化；假如光固化灯的强度足够，确实可以提供透过基牙的光强还能够使树脂固化，但此时如此强力的光照强度对于活髓基牙的刺激也是非常明显的。

目前确实有强度非常大的光固化灯，在临床上应用非常简便、省时，只是在应用中必须注意保护牙髓、避免对牙髓产生不必要的刺激和创伤。临床医师可以尝试应用强力的光固化灯照射自己的活髓牙齿，切实的感受会使医师放弃舌侧照射的想法。

树脂的固化肯定还是从唇侧开始的。

那么具体应该从哪个位置开始、用什么样的方式呢？怎样开始固化才能够为后面初步清洁多余的树脂水门汀做好准备呢？

首先需要明确的是，多余的树脂水门汀不能在粘接全部完成、树脂水门汀完全固化以后再去除，因为在此阶段时，树脂水门汀已达到很高的强度，并且延伸在很多倒凹区内，这时再去除会有非常大的难度。

以往存在一种医师采用比较多的操作方式，就是首先针对贴面修复体的周边短暂光照，形成周边初步固化的效果，接下来就可以将贴面周边的多余粘接剂清除，然后再开始进一步光照固化，使贴面内部的粘接剂完全固化。但这种操作模式存在两个比较明显的问题：

1. 初步固化的只是修复体周边的树脂水门汀，贴面内部基本未固化，清除固化水门汀的时候需要助手非常小心地协助固位，防止修复体移位、脱落。此时如果发生修复体移位、脱落，则非常难以处理。

2. 清除周边硬固水门汀时，有可能将部分初步固化的边缘位置的水门汀同时去除，因此会造成边缘线部位的粘接树脂缺如，其本质是粘接后微渗漏，带来粘接后敏感、染色、继发龋等结果。

为了避免这一问题，目前建议采用特殊的、可以获得"点固化"效果的光固化灯，首先针对唇面正中央短暂光固化，使贴面中央部分初步固化，贴面获得足够的固位，然后开始清洁多余的树脂水门汀（图10-23，图10-24）。

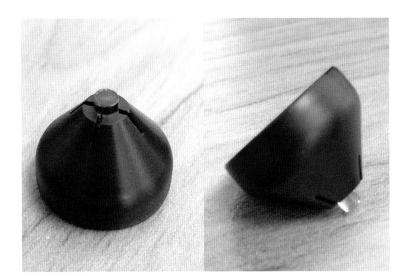

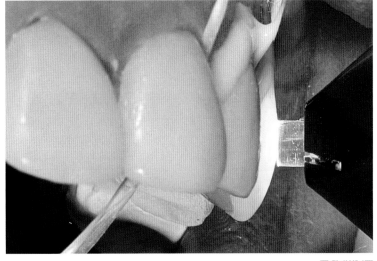

视频 21

图 10-23

图 10-24

图 **10-23** 转换"点固化"的附件
图 **10-24** 点固化贴面中央位置

五、多余树脂水门汀的初步清洁

当贴面中央点固化控制非常好时，周边树脂水门汀应该还完全没有硬固，此时可以应用毛刷清洁多余的树脂水门汀，则可以避免将边缘间隙内的水门汀剥离、产生微间隙的风险（图10-25）。

如果由于经验较少，初步光照时间过长，初步清洁时边缘树脂水门汀也已经初步固化，就只能应用洁治器等器械进行清除了。很多参考书建议应用手术刀片，笔者从应用安全的角度，建议不是非常熟练的操作者不要应用手术刀片，以免损伤牙龈等软组织。大的手工洁治器（大镰刀洁治器）是一个非常好的选择（图10-26）。

笔者还有一个操作习惯，就是在放置树脂水门汀、贴面就位之前，首先在相关的牙间隙内均预置一根牙线，这样在清洁多余粘接剂的时候就会更好操作。为一光照时间过长，邻面树脂水门汀已经发生固化，利用预置的牙线也比较容易使水门汀松动、脱位、清洁。

也有个别时候可能由于医护配合不够默契，会造成邻面树脂过分固化，清洁十分困难。如果预置牙线已经损坏，可以应用穿线器再次穿过牙线尝试清洁；也可以应用专用的、非常菲薄的金属锯条分开邻牙进行清洁（图10-27，图10-28）。

大部分牙面沾染了溢出水门汀后可以彻底清洁，但也有一些部位如果沾染了溢出的水门汀就会很难清洁。

比如前磨牙、磨牙的𬌗面沟窝内部，如果沾染树脂水门汀并且固化，则极难清洁，即使采用车针调磨也很困难。

在基牙粘接前处理中，我们曾经提到采用聚四氟乙烯薄膜对邻牙进行隔离，通过这种隔离方式可以将邻牙表面完好的保护，既防止磷酸酸蚀、粘接剂污染，也可以防止沾染溢出的树脂水门汀；但是这样的隔离并不能保护被粘接牙齿的𬌗面不被溢出的树脂水门汀所沾染（图10-29）。

此时建议应用牙龈保护树脂覆盖被粘接牙齿的𬌗面，这样即使有溢出的树脂水门汀，也可以很容易清除掉；待树脂完全固化，再去除覆盖在𬌗面的牙龈保护树脂，可以看到天然的𬌗面形态得以完全保留。

这样一个微小的防护，还可以减少粘接后调𬌗的过程，避免天然牙𬌗面组织损失，让患者感受更舒适（图10-30~图10-32）。

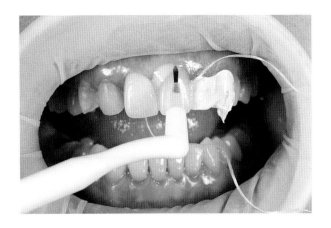
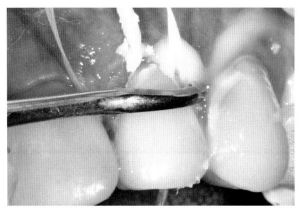
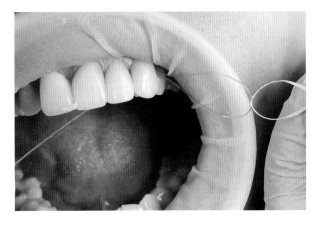
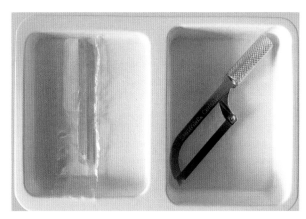

图 10-25   图 10-26

图 10-27   图 10-28

图 10-25   小毛刷清洁多余粘接剂
图 10-26   洁治器清洁多余粘接剂
图 10-27   利用穿线器清洁牙间隙
图 10-28   分开邻牙的专用锯条

瓷贴面修复技术
——从标准到微创无预备

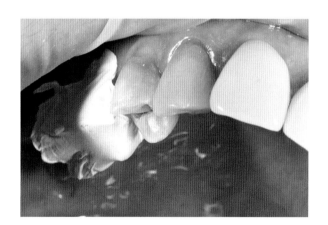
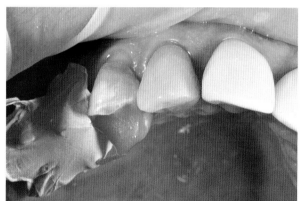
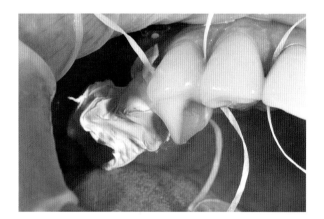
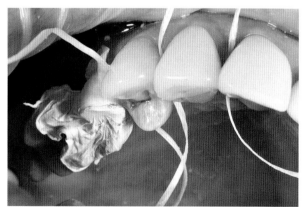

六、树脂水门汀的完全固化

树脂水门汀初步清洁后，开始树脂水门汀的完全固化。

固化时间的确定结合树脂水门汀材料的要求和光固化灯的强度，原则上各个面都要接受足够的光照，并且光照时要在不同牙面、不同牙位间循环照射，不要在局部长时间光照，以免受热刺激明显，产生牙髓不适（图 10-33，图 10-34）。

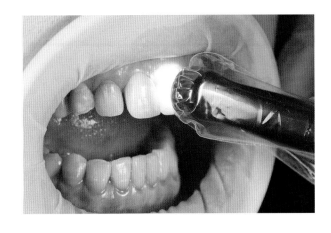
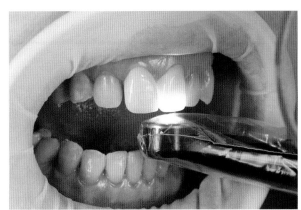

图 10-29　图 10-30　图 10-33　图 10-34

图 10-31　图 10-32

图 **10-29**　聚四氟乙烯薄膜覆盖邻牙，被粘接牙齿殆面未被保护
图 **10-30**　采用牙龈保护树脂覆盖被粘接牙齿的殆面
图 **10-31**　溢出的粘接树脂
图 **10-32**　粘接完成，殆面保护良好
图 **10-33**　光固化唇面
图 **10-34**　光固化切端

七、边缘封闭剂的应用

如果在初步清洁阶段没有造成边缘微渗漏；或者修复体非常密合，粘接剂厚度很小，固化中的树脂收缩可以忽略不计，完全光固化后则没有必要应用边缘封闭剂（图10-35）。

反之，如果在周边树脂初步硬固后才进行清洁，则有可能造成边缘微渗漏；或者修复体密合度欠佳，粘接剂厚度较大，固化中的树脂收缩则不能够忽略，完全光固化后应该应用边缘封闭剂。

边缘封闭剂是含细微硅填料的树脂，用小毛刷均匀涂布在边缘区域、光照，即可起到封闭微小间隙的作用（图10-36）。

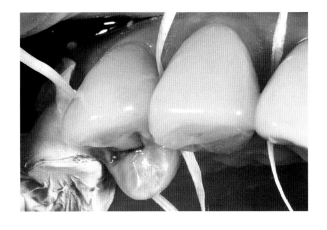
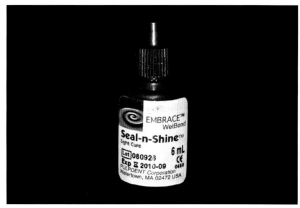

图 10-35　非常密合的粘接效果
图 10-36　边缘封闭剂
图 10-37　完全光固化后再次仔细清洁残余粘接剂，同时检查边缘状态
图 10-38　采用细尖抛光轮对边缘部位进行抛光
图 10-39　针对存在"悬突样"结构的部位进行精细调磨
图 10-40　通过序列抛光，使调磨过的修复体恢复光滑效果

图 10-35　　图 10-36　　图 10-37　　图 10-38

图 10-39　　图 10-40

八、粘接后边缘调磨和抛光

修复体粘接完成以后，需要再次清洁粘接剂，同时仔细检查边缘情况（图10-37）。

正常的情况下，此时边缘应非常密合，尤其是经过牙体预备的瓷贴面修复，通常不应该再对边缘位置进行调整了。

粘接剂清洁完成以后，应采用抛光车针对边缘位置进行抛光，使粘接边缘达到光滑、圆润的效果，为今后牙龈的长期健康打下基础。抛光车针采用尖、细的形态比较易于操作（图10-38）。

但是针对极微创预备的修复体，或者无预备的修复体，此时存在局部边缘残存微小"悬突"样结构的可能性，这时应采用非常尖、细的车针进行调磨，使边缘达到光滑、顺畅的效果（图10-39）。

经过这种调磨以后，需要采用序列抛光车针进行抛光，才有可能将调磨过的陶瓷部分恢复到光滑的效果（图10-40）。

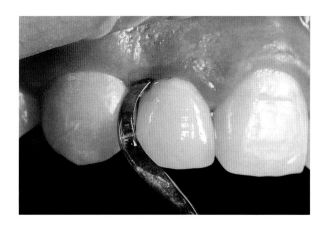
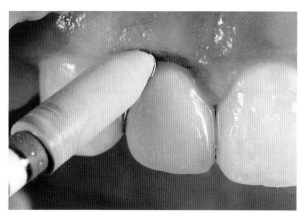
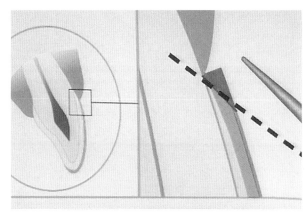
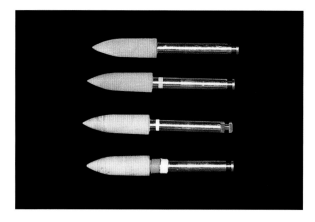

九、咬合调磨和抛光

唇面处理完成以后，最后的步骤是对咬合面进行调磨和抛光。

首先采用咬合纸进行正中咬合的检查，修复体不应存在高点，修复体和天然牙之间的结合点也不应位于正中咬合的着力点上，如果存在问题就应该进行调整（图 10-41）。

接下来进行前伸𬌗和侧方𬌗的检查和调整，对于早接触和𬌗干扰点进行调整。

调整完成后同样进行序列的抛光（图 10-42）。

针对极微创预备和无预备贴面，有些位置会产生基牙和修复体之间过渡不顺畅的自然的尖角，为了让患者在术后的感受更舒适，有时需要在粘接后进行微量的形态调整和抛光（图 10-43，图 10-44）。

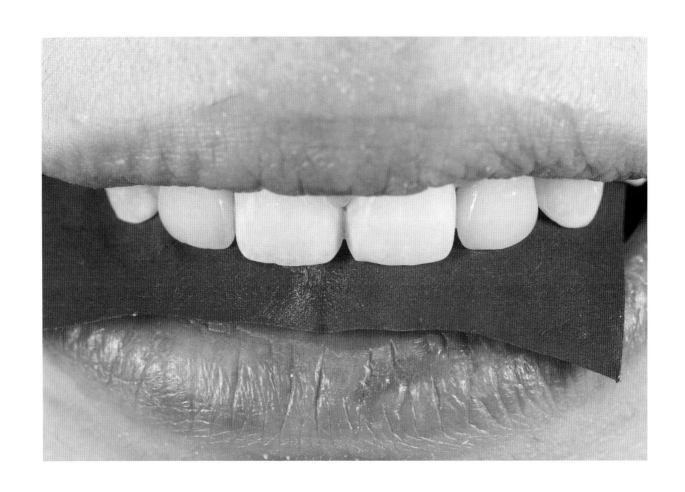

图 10-41 图 10-42 图 10-43 图 10-44

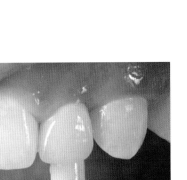

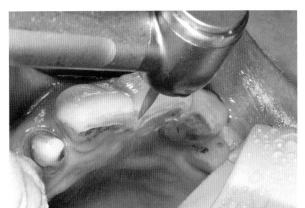

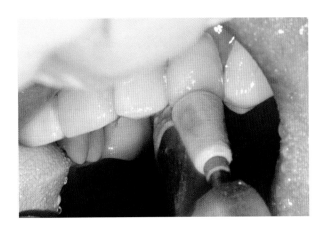

图 10-41　采用咬合纸进行检查
图 10-42　细微调磨后精细抛光
图 10-43　对基牙和修复体之间不够自然的过渡进行调磨修形
图 10-44　对调磨过的位置进行精细抛光，恢复光滑状态

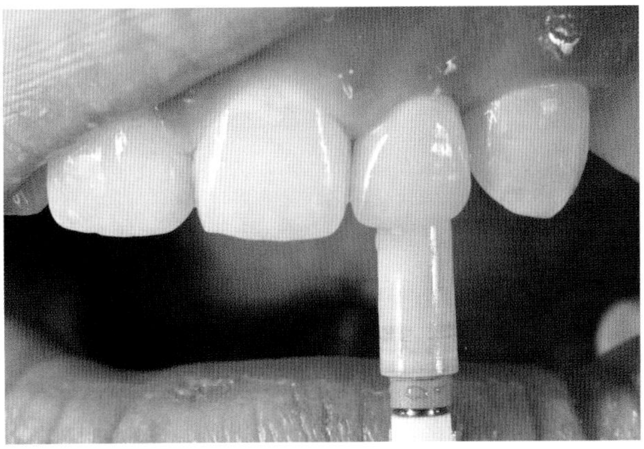

第十一章　瓷贴面修复的术后医嘱和维护

瓷贴面粘接完成后，基本修复宣告结束。

理论上讲，瓷贴面属于"永久性"修复体，我们应向患者讲解如何应用瓷贴面，瓷贴面的预期使用寿命，及如何维护瓷贴面修复体……这些问题都需要临床医师和患者沟通交流。

帮助患者正确的使用修复体，可以减少修复体的损坏风险；正确地维护修复体，可以进一步延长修复体的使用寿命。

本章将和大家简要探讨瓷贴面修复的术后医嘱要点和维护方法。

第一节　瓷贴面修复的术后医嘱

患者在术前都会提出许多问题，医师也会回答；也正是基于术前医师的回答，让患者对瓷贴面修复建立起了信心，接受了瓷贴面治疗形式。

在修复完成的时刻，很多患者会再一次问起这些问题，临床医师需要耐心的回答，帮助患者正确使用瓷贴面，延长瓷贴面的使用寿命。

一、可以开始用修复体进食的时间

大部分修复体粘接都是采用自固化或双固化粘接材料，临床操作时间范围内，大部分材料都只是达到部分固化，因此临床医师会习惯性告诉患者"24小时后再用其进食，待粘接材料完全固化"。

只有瓷贴面是个例外。瓷贴面粘接应用的是光固化树脂水门汀，理论上只有受光激发才能发生固化。因此在粘接过程中，为使粘接剂完全固化，需要较长时间、在各个粘接面之间反复、循环光照，达到足够的长度，而使树脂充分固化。

一般情况下，瓷贴面的粘接就是依赖粘接过程的光照。理论上讲，光照结束后，就应该允许患者应用修复体进食了。因为在没有光照的情况下，即使延长等待时间，也不会提高树脂水门汀的固化程度，因此等待是没有意义的。

个别特殊的情况，当贴面非常厚，粘接时应用了催化剂，启动了双固化机制，则延长等待时间，告诉患者"等待24小时再应用"，则会有比较明确的意义。

二、使用瓷贴面进食需要注意的问题

使用瓷贴面进食，是需要非常注意、吃什么都需要非常小心？还是吃什么都问题不大、不用太在意呢？

一般来讲，剩余基牙强度越大，粘接后对于修复体的支持越强大，修复体耐受咬合力量的能力就越强。

具体来讲，当基牙为极微创预备，或者无预备的情况下，即使修复体是强度非常低的烤瓷贴面，也仍然可以承受很大的咬合力而不发生损坏。

当基牙经过比较明显的牙体预备，尤其是有部分达到牙本质的情况下，基牙自身的强度已被大大降低，则粘接后对修复体的支持明显降低。此时如果应用强度较大的二硅酸锂玻璃陶瓷、或氧化锆增强型二硅酸锂玻璃陶瓷，也可以承受较大的咬合力量；但如果应用强度较低的全瓷材料，就需要更加小心的进食，防止修复体损坏。

容易造成贴面修复体损坏的咬合力量主要有以下两类：

1. 迅速而强力的切咬力量。

2. 持续而强大的撕扯力量。

临床医师需要明确的告知患者尽量避免让贴面修复体承受这两种力量，则可以减少瓷贴面的意外损坏。

三、瓷贴面粘接后是否会变色

陶瓷材料的性能通常非常稳定，很少发生变色，因此理论上讲瓷贴面修复体是不会变色的。

但是贴面修复体不会变色，并不代表瓷贴面粘接后的颜色效果可以一直稳定、不发生任何改变。可能引起修复后颜色效果改变的因素还有以下几方面：

1. 瓷贴面表面色素沉积　瓷贴面表面如果抛光或者上釉效果欠佳，或者为了仿真效果做了较明显的细密表面纹理，就有可能发生表面色素沉积，导致颜色改变。

因此，为了获得稳定的、长期的良好美学效果，瓷贴面的表面抛光处理需要认真对待。

患者修复后的自身维护也很重要，建议患者选用质量较好的、摩擦剂比较细腻的牙膏认真刷牙，定期洁治抛光，都有利于使修复体的颜色保持比较好的状态。

2. 粘接树脂水门汀变色　有些变色来源于瓷贴面内部，其中一个重要的可能性就是粘接树脂水门汀的变色。

正确的选择光固化树脂水门汀粘接贴面，从材料性质上讲，这一类树脂的颜色应是稳定且不会变色的。

但是如果瓷贴面的密合度欠佳，或者粘接过程中没有完全就位，粘接树脂层比较厚，则有可能造成边缘树脂层过厚，并且有可能发生树脂的吸水、变色；假如在粘接过程中由于操作不当，造成边缘的微渗漏，树脂吸水变色的机会则更大。

因此，在修复过程中全程控制精密程度，尽量减小粘接层树脂厚度，是避免修复后粘接树脂变色的重要基础。

3. 基牙变色　还有个别情况变色来源于更深的层面，也就是基牙发生了变色。比如基牙本来是死髓牙，而发生了进一步的变色；或者治疗前是活髓牙，但由于牙体预备量较大，部分位置近髓，在修复后牙髓出现问题，牙齿发生变色。

由于基牙变色导致修复体粘接后变色很难处理，因此，最好在修复前预见这种可能性，尽量避免这种问题的发生。

笔者一般不建议针对死髓牙进行瓷贴面修复，主要考虑的是其美学风险比较大；如果从微创角度考虑进行瓷贴面修复，一定是在患者对美学要求并不很高的情况下。

对于原本是活髓牙的基牙，应采用尽量微创、无创的方式进行修复，避免因预备过度产生牙髓症状，也可以从源头上避免基牙变色。

四、是否需要复查及复查时间

如果是个别牙瓷贴面修复，则术后和个别牙全冠基本相同，如果可能则每半年复诊、复查，但是由于我国临床口腔医师少、患者多的具体情况，很多患者无法做到准确的定期复查，故也无法强求。

但如果是多颗牙进行的大面积瓷贴面修复，则应该要求患者建立每半年复查的习惯，可以早期、及时发现存在的问题，及时处理、纠正，同时进行洗牙、抛光等卫生维护，使瓷贴面可以长期维持在最佳的使用状况。

帮助患者逐步建立规律的复查习惯，实际上也是在帮助患者建立良好的口腔医疗态度，使患者更加重视自己的口腔健康状况，自觉维护口腔健康水平。

有了患者自觉、自愿的配合与维护，瓷贴面修复的长期、稳定治疗效果才会更有保证。

五、瓷贴面的使用寿命

所有人都希望瓷贴面修复可以"一劳永逸"，但事实上没有哪一种口腔修复形式敢于宣称是"一劳永逸"的。

瓷贴面是一种微创、甚至无创的治疗手段，可以获得与天然牙非常类似的使用效果。

正确选择适应证，通过良好的诊断和设计、精确的临床操作和技术室操作，再加上正确的使用和维护，瓷贴面修复应该可以达到与天然牙非常接近的使用寿命。

然而天然牙能够使用多久呢？

临床医师每天都会面临很多天然牙龋坏、松动、折裂等问题。如果口腔健康状况不佳，天然牙会出现各种健康问题。因此，希望瓷贴面修复体可以长期保持、不出现损坏，基本是不可能的。

建立好的口腔医疗态度，养成好的口腔健康习惯，不仅可以比较好地维持天然牙的健康，也有利于瓷贴面修复体的长期使用。

根据笔者的经验，遇到患者问及笔者这个问题，笔者会回答："您只要按我们告诉您的方式正确使用修复体，并且能够定期复查、检查、清洁牙齿，瓷贴面的使用寿命和您的真牙使用寿命应该差不多；如果您的真牙能维护到再也不坏了，那我们估计瓷贴面也不会坏；如果您的真牙仍然经常出现问题，那么我们也不敢保证瓷贴面到底能用多久啦！"

第二节　瓷贴面修复的术后维护

一、保持器／保护性𬌗垫应用

瓷贴面制作完成以后，有时需要考虑制作透明𬌗垫，对修复体进行一定程度的保护（图 11-1，图 11-2）。

需要考虑进行𬌗垫保护的情况包括以下方面：

1. 具有夜磨牙、紧咬牙等口腔副功能的患者。

2. 口腔正畸治疗后进行贴面修复的患者。

3. 全口𬌗重建的患者。

制作𬌗垫时通常选择上颌制作半口𬌗垫即可；对于正畸后进行瓷贴面修复者需双颌配戴，同时作为正畸保持器使用。

二、定期洁治、抛光

与天然牙相同，瓷贴面修复后仍然建议进行定期的洁治和抛光。定期洁治可以去除牙齿表面的牙石和菌斑，使牙齿处于健康的牙周状态。

对于进行了瓷贴面修复的牙齿，针对粘接有贴面的牙面应采用手工器械进行洁治，避免使用超声洁治器的振荡尖与修复体表面直接接触，以免损伤瓷层或者粘接层。

即使是应用手工洁治器，也应注意施力方向应与龈缘平行，避免垂直方向的力量，以免破坏修复体的边缘封闭。

抛光可去除在修复体表面和边缘沉积的色素，恢复颜色效果。抛光需采用精细的硅橡胶抛光尖或抛光轮，不要使用粗颗粒的抛光头或者抛光膏，以免粗化了瓷修复体的表面。

262

from standard
to MI & No
preparation

瓷贴面修复技术
——从标准到微创无预备

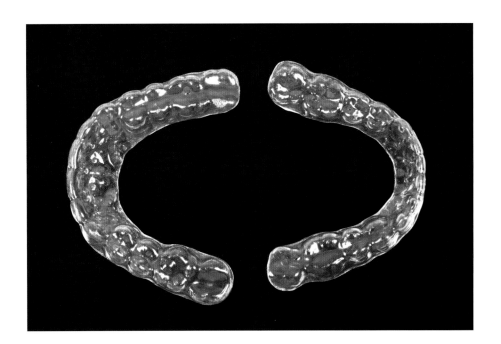

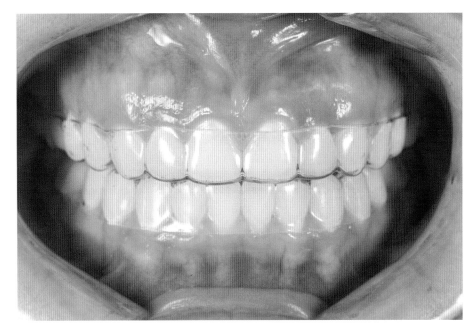

图 11-1　上下颌保护性𬌗垫
图 11-2　上下颌保护性𬌗垫（口内观）

图 11-1

图 11-2

三、有效的口腔卫生维护

除了临床医师为患者提供的术后支持和维护，患者自身的有效口腔卫生维护同样也是非常重要的。

对于表面处理非常良好的陶瓷修复体，其表面光洁程度一般会超过天然牙，表面聚集菌斑、着色程度一般会低于天然牙（图11-3）。

应用适当的牙刷牙膏、采用正确的方法、每天定时刷牙是最基本的口腔卫生维护。对于瓷贴面修复后的患者，建议采用较软的软毛牙刷，配合摩擦剂非常细腻的牙膏，可以获得很好的卫生维护和清除表面色素的作用。如果牙刷刷毛过硬、牙膏摩擦剂过于粗大，长期的刷牙有可能对贴面修复体的表面光泽产生不良影响，造成修复体表面易于沉积菌斑和色素。

牙线同样是非常重要的口腔卫生维护工具。对于瓷贴面修复后患者，邻面接触区域的卫生和健康非常重要，临床医师必须帮助贴面修复后患者建立常规应用牙线清洁的卫生习惯（图11-4）。对于一些形态结构复杂的贴面修复后患者，可以建议患者应用超级牙线，可以获得更佳的清洁维护效果（图11-5，图11-6）。

瓷贴面修复后一般不应该存在明显间隙，因此一般不会建议应用间隙刷。但在个别情况下，如果修复后确实遗留了个别间隙，或者因整体牙龈退缩出现牙间隙，就应该有意识地建议患者应用适合大小的间隙刷（图11-7）。

需要注意间隙刷的使用需要正确指导，不能盲目扩大应用范围，同时规格大小也要选择适当，否则可能人为造成牙间隙的扩大，影响美学效果。

冲牙器也是重要的口腔卫生维护工具，对于广泛牙齿瓷贴面修复的患者，除了常规刷牙、牙线以外，笔者还会建议应用冲牙器，可以使口腔内隐蔽、难以清洁的位置得到更好的清洁。尤其是对于手指不够灵活，常规清洁效果不佳的患者，冲牙器的作用更加重要。

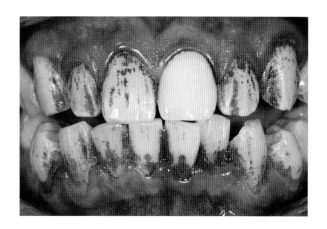

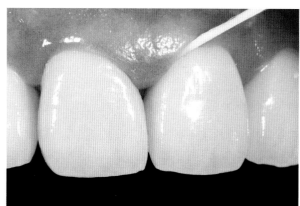

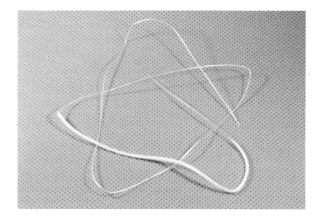

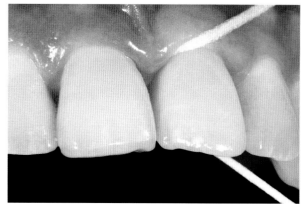

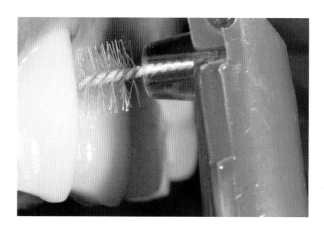

四、微笑训练

瓷贴面修复是改善牙齿美学特征的重要治疗方式，经过完善的设计、精确的操作，可以大大提高牙齿、牙列的美学状态。

大部分患者会对治疗效果非常满意，认为达到了其预想的治疗效果。但也存在极少数的患者，会提出虽然牙齿都好看了、但微笑仍然并不很美观的想法。

这时我们需要帮助患者认识到：牙齿是口唇、微笑美学中的一个重要主体，通过瓷贴面修复及相关口腔治疗可以使牙齿、牙龈的美学效果得到改善，但对于口唇形态、口唇肌肉紧张程度等的影响有限。

如果有更高的美学追求，可建议患者进行主动的肌肉训练。专用的"微笑训练器"可以很好的纠正口唇不良运动习惯，帮助患者重塑更加美观的口唇微笑形态（图11-8）。

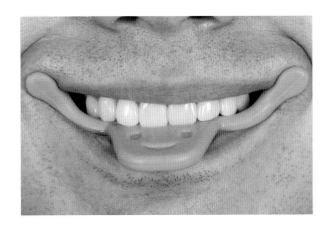

| 图 11-3 | 图 11-4 |
| 图 11-5 | 图 11-6 | 图 11-8 |
| 图 11-7 |

图 11-3 修复体菌斑较天然牙少
图 11-4 修复后应常规应用牙线
图 11-5 可以选用的超级牙线
图 11-6 可以获得更佳的清洁效果
图 11-7 必要的位置选用间隙刷
图 11-8 使用"微笑训练器"

第十二章　瓷贴面修复后可能发生的问题和处理

临床医师和患者都希望瓷贴面修复完成后不再发生任何问题，但实际情况是有极少数的患者在修复后会发生一些不适或者问题。

临床医师需要了解瓷贴面修复后短期内患者可能发生的不适，以及在长期使用中可能会发生的问题，掌握其处理的原则和方法，及时帮助患者解决问题，或者将问题向正确解决的方向引导；当然，其实更重要的是认识到这些问题可能的来源，在治疗过程中有意识地规避这些风险。因此，针对每一个问题都会和大家探讨其可能的来源。

本书的最后一个章节将和大家简要探讨这些问题。

由于笔者完成的贴面修复中出现各种问题的情况相对比例非常低，因此可能存在探讨不全面的情况，需要读者根据修复通用治疗原则予以甄别、处理。

第一节　瓷贴面修复后短期内可能发生的不适反应和处理

一、基牙敏感不适

对于微创预备或者无预备患者来讲，粘接后一般不会有牙髓敏感的问题发生。

对于常规牙体预备的瓷贴面，尤其是牙体预备量较多的情况，确实存在粘接后感到基牙敏感不适的情况。甚至有些患者是在牙体预备后没有问题，在临时修复阶段或者不配戴临时修复体时均没有明显不适，但在粘接以后感到敏感不适。

造成这种情况的原因有很多可能性：

1. 预备量过大，广泛牙本质暴露。

2. 酸蚀时间过长，刺激牙髓。

3. 酸蚀剂冲洗清洁不到位，牙面遗留酸蚀剂。

4. 牙本质暴露位置未做脱敏处理，且过分干燥刺激。

5. 修复体氢氟酸处理后未彻底清洁，遗留氢氟酸。

6. 粘接边缘隔离隔湿不佳，造成边缘微渗漏。

7. 粘接树脂清洁方式欠合理，造成边缘微渗漏。

8. 光固化连续照射时间过长，发热刺激过强。

9. 粘接后抛光压力过大、未降温处理等原因造成热刺激。

以上所提及的原因，可以整体上归结为两类：①边缘微渗漏造成的牙髓刺激；②无边缘微渗漏的牙髓刺激。

当患者主诉存在基牙敏感症状，临床医师首先需要进行仔细地检查，是否存在边缘微渗漏，如果可以检查到明显的边缘不密合或者间隙，则证明修复体制作或粘接失败，此时基本没有补救措施，只能拆除、重新修复。

如果没有明显边缘渗漏，其他操作原因造成的基牙敏感，可考虑暂时不做处理，同时减少对基牙的冷热刺激，观察症状是否可以逐步缓解；如果无法缓解甚至加重，则只能进行牙髓治疗。

大部分情况下基牙的一过性敏感是可以逐步减弱直至消失的，只是时间或长或短。笔者早期曾有患者不适达 2~3 个月才消失。随着微创、无创贴面普及，操作日趋规范，则极少会发生这种问题了。

二、基牙咬合不适

任何涉及咬合的修复治疗，完成后均有可能因咬合调整欠佳而产生咬合不适。

可能产生咬合不适的瓷贴面修复，包括以下几种：

1. 上颌前牙舌侧包绕的瓷贴面修复，修复体舌侧存在咬合高点。
2. 上颌前牙邻面打开的瓷贴面修复，修复体舌侧存在咬合高点。
3. 前磨牙区或尖牙区贴面存在咬合高点或𬌗干扰点。
4. 以贴面修复形式为主完成的咬合重建，颌位关系错误，或咬合调整不当。

对于咬合不适的情况，首先需要排除最表面化、最基本的可能性——咬合高点。如果检查发现有明显的咬合高点，一般通过简单的调𬌗降低高点，则可以马上减轻症状，甚至完全解决问题。

如果不存在典型的"咬合高点"，而基牙存在咬合不适，则要考虑修复体是否在患者的功能运动中成为了"𬌗干扰点"。通过对咬合运动的全面检查和分析，一般可以找到"𬌗干扰点"，调磨后一般可去除症状。

对于咬合重建等复杂病例，则需要再次验证颌位关系、垂直距离是否正确，如果存在问题则需要重新修复；如果颌位关系、垂直距离均确定没有问题，则需要考虑是否存在夜磨牙、紧咬牙等口腔副功能，必要的话制作保护性𬌗垫，也可以在一定程度上缓解症状。

三、口唇感受异常

如果在试戴、粘接正式修复体之前没有制作临时过渡修复体，修复体粘接后患者提出口唇感受异常的反馈，尤其是微创、无预备的贴面修复，修复后牙齿厚度较修复前普遍微量增厚，会给患者口唇带来异常的感受。这种状况通常不需任何处理，一般情况下1~2周后患者就会逐渐习惯、适应。

对于适应较慢的患者，嘱患者练习口唇鼓气、吹口哨等动作，可帮助患者尽快适应新的唇齿关系（图12-1，图12-2）。前一章中提到的微笑训练器，可以在大范围贴面修复病例的术后常规应用，训练口唇肌肉建立新的记忆，帮助患者适应新的唇齿关系。

当然，对于术前已知的口唇感受很敏感的患者，还是应当通过术前的mock-up、travel smile等设计步骤，让患者提前感受、适应术后预期的唇齿关系，在治疗过程中想办法制作临时修复体，维持牙列突度、保持口唇的感受，可以在一定程度上减少术后口唇感受异常的风险。

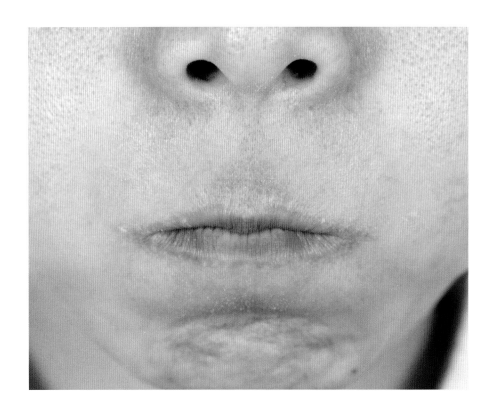

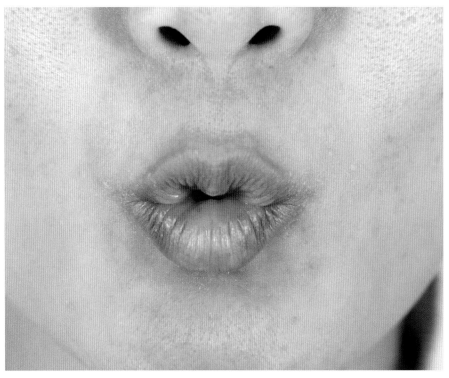

四、食物嵌塞与滞留

少量患者在修复后会提出容易发生食物嵌塞的问题，发生这种问题的原因和处理思路如下：

1. 需要恢复邻面接触的、未恢复邻面接触点、或邻接触区关系形态不佳，此种情况一般需重新制作修复体。

2. 咬合关系不良、存在嵌入式牙尖，一般通过咬合调磨可解除。

3. 无接触点和咬合关系问题，仅在修复体唇侧颈缘及龈外展隙部位存在食物滞留。此问题通常伴随前述的口唇感受异常同时出现，其原因是由于牙面唇侧厚度增加，唇齿间贴合更加紧密，口唇肌肉张力较大、未适应新的唇齿关系所致。通过前述各种方式帮助口唇适应新的位置关系，该问题通常会随之缓解、消失。

五、发音异常

瓷贴面修复由于通常不改变上颌前牙的舌侧形态，因此导致发音异常的情况并不多见。

如果改变了上、下颌前牙的切缘长度或位置，有可能对发"S"、"F/V"等时的口唇感受带来一些变化。只要咬合设计没有明显偏差，通常一段时间后就可以适应，必要时可以对切缘形态进行微量调整。

图 12-1

图 12-1　口唇鼓气动作练习
图 12-2　吹口哨动作练习

图 12-2

第二节　瓷贴面应用后可能发生的问题和处理

一、瓷贴面整体脱落

以往由于树脂粘接性能的不确定，临床医师和患者对于瓷贴面的远期修复效果均存在一定的疑虑，并且认为瓷贴面远期很有可能发生脱落的问题。

事实上，随着树脂粘接性能的不断提高，同时各项临床操作技术的不断规范，瓷贴面修复后脱落的风险越来越低。尤其是微创、无预备贴面的粘接建立在完全的、完好的釉质之上，在规范的粘接之后发生整体脱落的机会微乎其微。

一般来讲，发生脱落的瓷贴面均为一部分牙本质暴露、影响粘接强度的情况；当然也有粘接树脂选择不当、树脂粘接准备和操作不规范的可能，也会造成修复后脱落。

瓷贴面如果发生了整体脱落，如果通过检查发现没有任何破损，简单的考虑是直接重新粘接。

但是这种情况的粘接处理并不容易，因为牙齿表面、修复体内表面都已经被第一次粘接的树脂和粘接剂层所占据，再形成新的良好粘接并不容易。

此时需要将修复体组织面残留的树脂尽量清除干净，清除的办法包括车针磨除、超声器械清除、喷砂去除，但都很难保证恰好、完全的清除。

如果瓷贴面的材料是允许进入烤瓷炉烧结的，并且修复体有一定厚度和强度，可以考虑再进行一次上釉程序，通过热处理完全的去除瓷表面的树脂。

而牙体表面就只能采用车针微量磨除的方式，去除残留粘接树脂，同时暴露新鲜的牙体组织供重新粘接。

如果能够完全的暴露瓷贴面的组织面和新鲜牙体组织，重新进行粘接是可行的；但是实际上经过这些处理，粘接树脂层的厚度已经增加，如果已有牙本质暴露也可能进一步加重，这些因素均有可能影响粘接后的美学效果和强度。

因此，脱落贴面再粘接并不能回复到初次粘接后的效果，如果患者要求较高，应考虑参考脱落的贴面重新制作。

二、瓷贴面部分折裂

当天然牙受到异常的、过大的𬌗力，有可能发生隐裂或者折裂；同样，当瓷贴面局部受到异常的过大𬌗力，也有可能发生隐裂或者折裂。

如果发生这类问题，临床医师首先需要进行咬合检查，排除是否为不良咬合因素造成的；如果存在，首先需要排除不良的咬合因素，否则未来问题还会重现或者加重。

如果不存在异常的咬合问题，则可能只是由于偶然的异常受力所造成，需进一步向患者讲解瓷贴面的正常使用方法，以及特别需要注意的两种受力形式，避免问题加重或再次发生。

对于只是产生了隐裂的瓷贴面，如果对美观没有明显的影响，一般可以考虑暂时不做处理，因为即使是局部贴面，也可以有很长期的使用寿命。

如果是瓷贴面折裂部分脱落，可以参照前文提到的"瓷贴面整体脱落的处理方法"，重新粘接脱落的部分，但是同样存在再粘接中的各种问题。

并且，这种情况下的再粘接，还可能存在修复体和口内残存修复体瓷面之间的粘接问题。

很多文献和产品说明建议在口内应用氢氟酸处理残存修复体的瓷面，但由于氢氟酸具有很强的腐蚀性，因此这种操作具有很大的风险。即使应用橡皮障隔离，口内应用氢氟酸仍然是一个极具风险的治疗过程，笔者强烈建议不要在患者口内做这种高风险的操作。

总体来说，贴面部分折断脱落的再粘接效果较整体脱落更差，因此，这种情况下最理想的处理方式是将剩余部分磨除后重新制作新的修复体。

如果是全口多个牙齿瓷贴面修复，当发生个别瓷贴面整体脱落或部分折断脱落后，如果重新制作新的修复体，建议将脱落的贴面转给技师，技师参照旧修复体会比较容易制作与原修复体颜色、形态接近的新的修复体。旧的修复体比任何形式的比色都更为有效。

如果基牙经过再次调磨，牙本质暴露量已经过大，预期很难获得非常好的粘接效果，则需要更改设计为全冠了。

三、瓷贴面整体变色

当修复体使用时间较长以后，有些患者会提出瓷贴面整体有些变色，不像刚刚完成那样"白"了。

这里面可能存在心理问题。刚刚完成瓷贴面修复时，与之前不佳的牙齿颜色、表面结构相对比，瓷贴面经常会给患者"非常白""非常靓丽"的感受，医师会告诉患者"需要一段时间去适应"。

一段时间以后，大部分患者逐渐适应了修复体的颜色状态，并且逐渐习惯成自然，认为修复体的颜色才是"正常牙齿"的颜色。在这种心理状态下，慢慢的就不会感觉自己的牙齿非常"白"了。

如果仅仅是因为心理问题而带来的感受，仅仅需要医师进行心理引导、说明就可以解决问题。但实际上大部分患者的修复体经过长时间戴用后，确实会存在一定的颜色改变。

前文已经提过，瓷贴面修复后颜色发生改变可能有以下几种可能：

1. 基牙变色。

2. 粘接剂变色。

3. 修复体表面色素沉积。

如果是基牙变色或者粘接剂变色，临床医师通常没有办法进行逆转；如果是修复体表面着色，可以通过修复体抛光获得改善，并应该通过口腔卫生宣教和指导，让患者学会更好的口腔卫生维护方法，减少未来的再着色。

四、瓷贴面边缘染色

如果修复体戴用一段时间以后，瓷贴面仅仅边缘位置发生比较明显的着色，可以分为以下两种情况，而两种情况的产生原因、处理方法和预后明显不同：

1. 瓷贴面边缘的表面着色。

2. 瓷贴面边缘的内部着色。

如果是表面着色，一般问题比较简单，通常是由于修复体边缘的抛光性能不佳所造成。比如边缘曾经进行打磨修形，但未获得最佳的抛光效果；或者在氢氟酸酸蚀过程中污染了边缘外表面，造成修复体外表面的腐蚀。

针对这些情况可以进行口内精细抛光。对于前者，口内抛光可以获得很好的效果；而对于后者，口内抛光虽然可以在一定程度上改善状况，但仍然很难达到最佳的抛光效果，这是由于氢氟酸对陶瓷腐蚀后的状态并不是依靠抛光就可以完全逆转的，这再次提醒我们在修复体氢氟酸处理时范围控制是非常重要的。范围过大，污染修复体外表面，则会引起远期的菌斑、色素沉积；而范围不足，则可能造成边缘位置处理不良，影响粘接效果，形成微渗漏。

瓷贴面边缘的内部着色，则代表存在边缘微渗漏，或者边缘密合度欠佳、粘接层过厚、粘接树脂吸水变色等问题。

对于存在微渗漏的情况，应及时拆除修复体、重新制作修复体；对于没有明显边缘微渗漏、但边缘树脂粘接层过厚的情况，可以保持观察。如果边缘变色范围不发生扩展、变化，可以不进行处理；如果边缘变色不断进展、扩大，则应及时拆除修复体、重新制作新的修复体。

五、瓷贴面相关区域继发龋坏

如果继发龋坏可以从舌腭侧入路进行去腐、充填，则可以在尽量不破坏旧有修复体的前提下进行继发龋坏的处置。

如果去腐后接近瓷贴面内表面，需要非常认真的比色、选择树脂，才能够在树脂充填后达到均一的颜色，获得比较好的美学效果。

如果去腐后已经达到了瓷贴面的内表面，除了考虑充填后的颜色统一效果，还要考虑陶瓷口内粘接的问题。如果不能做好陶瓷的粘接，未来瓷贴面的强度会受到明显影响。因此，在这种情况下最佳的处理方式是拆除修复体、处理龋坏后重新修复。

如果继发龋坏在边缘位置、贴面内部、邻面等没有舌腭侧入路的位置，则只能拆除修复体，治疗龋坏，重新修复。

处理继发龋坏以后，需根据实际情况确定重新瓷贴面修复，还是调整方案为全冠修复。

第三节　瓷贴面的拆除

对于前文中提到的多种术后问题，最理想的处理方法是"拆除修复体……重新制作修复体"，那么拆除瓷贴面是否困难呢？

拆除金属冠、金属烤瓷冠、全锆冠等修复体，目前都不是困难的问题，常规只需要用车针磨开一个纵沟，然后使用专用的拆冠工具，对修复体产生剪切力的作用，就可以使修复体与基牙迅速分离、脱落。

然而由于规范粘接后的瓷贴面与基牙能够形成非常强大的粘接效果，这种操作方式并不能完整的拆除瓷贴面修复体，只能将瓷贴面分割成一部分一部分的小瓷片，每次只能有一部分瓷片脱落，很难将瓷贴面完整的拆除。

目前拆除修复体的方法主要是依靠车针磨除。可以采用前述的拆冠工具将瓷贴面的主体部分去除，剩余部分用车针仔细磨除。由于很多瓷贴面的材料性能和天然牙体很接近，因此需要非常仔细的观察、体会，才能既将瓷贴面拆除干净、又不会磨除更多的牙体组织。为了精确、微创地完成这种工作，需要在放大镜下操作，有条件的话可应用显微镜。

有条件的医师还可以尝试采用激光拆除贴面修复体。很多激光设备的产品说明中都有修复体拆除的功能，但目前的各种设备在瓷贴面拆除方面还都很难达到理想的效果，一方面费时很长，另一方面在溶解气化粘接树脂的同时，对基牙也会有一些创伤和损坏，因此还不能将激光称为可"完全无创"地拆除瓷贴面修复体的工具。

鉴于目前主动拆除瓷贴面并不是一个简单易行的临床操作，临床医师还是应该追求在初次粘接中获得最佳的粘接效果，尽量避免必须拆除瓷贴面的问题的出现。

参考文献

1. Pincus CL.Pincu principles.//Goldstein RE, Haywood VB, editors.Esthetics in dentistry.2nd ed.Hamalton.Ontario：BC Decker, 2002, 1：131.

2. Buonocore MGA.Simple methods of increasing the adhesion of acrylic filling materials to enamel surfaces.J Dent Res, 1955, 34：849-853.

3. Simonsen RJ, Calamia John R.Tensile Bond Strengths of Etched Porcelain. Journal of Dental Research, 1983, 62, Abstract #1099.

4. Toh CG, Setcos JC, Weinstein AR.Indirect dental laminate veneers-an overview.J Dent, 1987, 15（3）：117-124.

5. Magne P, Stanley K, Schlichting LH.Modeling of ultrathin occlusal veneers. Dent Mater, 2012, 28：777-782.

6. GJ Christensen.Thick or thin veneers? The journal of the American dental association, 2008, 139（11）：1541-1543.

7. Pascal Magne, Joseph Hanna, Michel Magne.The case for moderate "guided prep" indirect porcelain veneers in the anterior dentition.The pendulum of porcelain veneer preparations：from almost no-prep to over-prep to no-prep. The European journal of esthetic dentistry, 2013, 8（3）：376-388.

8. Dino Re, Gabriele Augusti.Esthetic Rehabilitation of Anterior Teeth with Laminates Composite Veneers.Case Reports in Dentistry, 2014, 1-9.

9. Tanapat Kanokrungsee, Chalermpol Leevailoj.Porcelain veneers in severely tetracycline-stained teeth：A clinical report.M Dent J,2014,34(1)：55-69.

10. Monica Basile, Michele Temperani.Shining results-Minimally invasive and aesthetic restorative treatment.Australasian Dental Practice, 2012, 3：136-140.

11. 张玲，王绮，张炜．无预备全瓷贴面在前牙美学修复中的临床观察．医学研究与教育，2014, 31（2）：33-36

12. Okida RC, Filho AJ.The Use of Fragments of Thin Veneers as a

Restorative Therapy for Anterior Teeth Disharmony：A Case Report with 3 Years of Follow-up.Journal of Contemporary Dental Practice，2012，13（3）：416-420.

13. 刘峰，师晓蕊，李祎.微创全瓷贴面修复临床应用初探.中华口腔医学杂志，2012，47（10）：614-617.

14. 卫文娟.瓷贴面修复临床应用的研究进展.国际口腔医学杂志，2010，37（5）：604-607.

15. Pascal Magne Urs Belser.前牙瓷粘结性仿生修复.王新知，译.北京：人民军医出版社，2008.

16. Radz GM.Minimum thickness anterior porcelain restorations.Dent Clin North Am，2011，55（2）：353-370.

17. Calamia JR.Etched porcelain facial veneers：A new treatment modality based on scientific and clinical evidence.N U J Dent，1983，53（6）：255-259.

18. McLaren EA，LeSage B.Feldspathic Veneers：What Are Their Indications? Compendium of Continuing Education in Dentistry，2011，32（3）：44-49.

19. Farhan D，Sukumar S，von Stein-Lausnitz A，et al.Masking ability of bi- and tri- laminate all-ceramic veneers on tooth-colored ceramic discs.J Esthet Restor Dent，2014，26（4）：232-239.

20. 李健慧，邸萍.应用无创瓷贴面技术改善种植区域美学效果的临床研究.北京大学学报：医学版，2010，42（1）：103-107.

21. Burçin Akoğlu Vanlioğlu，Yasemin Kulak-Özkan.Minimally invasive veneers：current state of the art.Clin Cosmet Investig Dent，2014，6：101-107

22. Layton DM，Clarke M.A systematic review and meta-analysis of the survival of non-feldspathic porcelain veneers over 5 and 10 years.Int J Prosthodont，2013，26（2）：111-124.

23. Edward J.Swift Jr, Mark J.Friedman, Edward J.Swift Jr.Porcelain veneer outcomes, Part 1.J Esthet Restor Dent.2006, 18: 54-57.

24. Bagis B, Turgut S.Optical properties of current ceramics systems for laminate veneers.J Dent, 2013, 41: 24-30.

25. Burke FJ.Survival rates for porcelain laminate veneers with special reference to the effect of preparation in dentin: a literature review.J Esthet Restor Dent, 2012, 24: 257-265.

26. 李中杰, 谢翠柳, 孟玉坤.贴面修复临床效果的相关因素研究.国际口腔医学杂志, 2013, 4: 489-492.

27. 刘伟才.口腔微创美容的理念及临床技术.中华口腔医学杂志, 2015, 50 (11): 641-645.

28. Mclaren E.Luminescent veneers.J Esthet Dent, 1997, 9: 3-12.

29. 樊聪, 冯海兰.IPS-Empress 铸瓷贴面的临床效果评价.现代口腔医学杂志, 2006, 20 (2): 139-141.

30. Z Salameh, G Tehini, N Ziadeh, et al.Influence of ceramic color and translucency on shade match of CAD/CAM porcelain veneers.International Journal of Esthetic Dentistry, 2014, 9 (1): 90-97.

31. S Turgut, B Bagis, EA Ayaz.Achieving the desired colour in discoloured teeth, using leucite-based cad-cam laminate Systems.Journal of Dentistry, 2014, 42 (1): 68-74.

32. 谭建国.牙齿美学修复的美学分析与设计.中国实用口腔科杂志, 2011, 4 (8): 449-450.

33. 刘峰.口腔数码摄影.第 2 版.北京: 人民卫生出版社, 2011.

34. P Magne, M Magne.Use of additive waxup and direct intraoral mock-up for enamel preservation with porcelain laminate veneers.European Journal of Esthetic Dentistry Official Journal of the European Academy of Esthetic Dentistry, 2006, 1 (1): 10-19.

35. Morig G.Aesthetic all-ceramic restorations: a philosophic and clinical review.Pract Periodontics Aesthet Dent, 1996, 8: 741-749.

36. Magne P, Belser U.Bonded porcelain restorations in the anterior dentition: a biomimetic approach.Quintessense, 2002.

37. Sadighpour L, Geramipanah F, Allahyari S, et al.In vitro evaluation of the fracture resistance and microleakage of porcelain laminate veneers bonded to teeth with composite fillings after cyclic loading.J Adv Prosthodont, 2014, 6（4）: 278-284.

38. Gresnigt MM, Kalk W, Ozcan M.Clinical longevity of ceramic laminate veneers bonded to teeth with and without existing composite restorations up to 40 months.Clin Oral Investig, 2013, 17: 823-832.

39. Beier US, Kapferer I, Burtscher D, et al.Clinical performance of porcelain laminate veneers for up to 20 years.Int J Prosthodont, 2012, 25: 79-85.

40. Turgut S, Bagis B.Colour stability of laminate veneers: an in vitro study.J Dent, 2011, 39: 57-64.

41. D'Arcangelo C, De Angelis F, Vadini M, et al.Clinical evaluation on porcelain laminate veneers bonded with light-cured composite: results up to 7 years.Clin Oral Investig, 2012, 16（4）: 1071-1079.

42. Schmidt KK, Chiayabutr Y, Phillips KM, et al.Influence of preparation design and existing condition of tooth structure on load to failure of ceramic laminate veneers.J Prosthet Dent, 2011, 105: 374-382.

43. da Cunha LF, Pedroche LO, Gonzaga CC, et al.Esthetic, occlusal, and periodontal rehabilitation of anterior teeth with minimum thickness porcelain laminate veneers.J Prosthet Dent, 2014, 112: 1315-1318.

44. Yildiz G, Celik EU.A minimally invasive technique for the management of severely fluorosed teeth: A two-year follow-up.Eur J Dent, 2013, 7: 504-508.

45. Schlichting LH, Maia HP, Baratieri LN, et al.Novel-design ultra-thin CAD/CAM composite resin and ceramic occlusal veneers for the treatment of severe dental erosion.J Prosthet Dent, 2011, 105: 217-226.

46. Dumfahrt H.Porcelain laminate veneers.A retrospective evaluation after 1 to 10 years of service: Part I —Clinical procedure.Int J Prosthodont, 1999, 12: 505-513.

47. Dumfahrt H.Porcelain laminate veneers.A retrospective evaluation after 1 to 10 years of service: Part II —Clinical results.Int J Prosthodont, 2000, 13: 9-18.

48. Chen JH, Shi CX, Wang M, et al.Clinical evaluation of 546 tetracycline-stained teeth treated with porcelain laminate veneers.J Dent, 2005, 33: 3-8.

49. Fron Chabouis H, Smail Faugeron V, Attal JP.Clinical efficacy of composite versus ceramic inlays and onlays: a systematic review.Dent Mater, 2013, 29: 1209-1218.

50. Pinto RC, Chambrone L, Colombini BL, et al.Minimally invasive esthetic therapy: a case report describing the advantages of a multidisciplinary approach.Quintessence Int, 2013, 44: 385-291.

51. Gürel G.Predictable, precise, and repeatable tooth preparation for porcelain laminate veneers.Pract Proced Aesthet Dent, 2003, 15（1）: 17-24.

后记

希望写一本关于瓷贴面的书已经好几年了。

在《口腔美学修复实用教程》这个系列刚开始制订出版计划时，书稿目录中就有"瓷贴面"这一项。

那时是 2011 年，5 年前。

5 年前瓷贴面修复的普及程度还不及今天。那时想写瓷贴面，是因为认识到与全冠修复相比较，瓷贴面更加微创、更符合未来口腔美学治疗的方向；那时没有动笔，一方面是精力有限，有其他几个更成熟的素材需要完成；更重要的是，自己感觉还有很多问题并没有完全想明白，害怕自己讲不清楚，误导了读者。

这一放就是 5 年，几次想过动笔，但又放下了。每一次放下，都是因为又看到了自己的不足，总觉得自己还需要提高。

还记得 2004 年，讲瓷贴面课的老师很少，北大口腔的樊聪老师是为数不多的几位之一。自己像一个进修医师，站在樊聪老师的牙椅旁，看樊老师做贴面的牙体预备、贴面的粘接，对贴面修复充满了期望和好奇，憧憬着自己未来也可以完成一例例漂亮的瓷贴面修复病例；2004 年，我拿着樊老师的工作模型回到门诊，在模型上照着练习牙体预备，照真实的模型学习，比看着教材上的示意图清楚很多。

于是，在樊聪老师的帮助下，我学会了贴面。

当然，从会到好，还有遥远的路。

最开始也会有失败，从失败中寻找问题，总结经验。逐渐的，失败越来越少，成功的喜悦越来越多。

2008 年是学习贴面的第二个台阶。那一年在国外看到了一本大黑书，书的封面上是两个大大的前牙，里面的内容把包括瓷贴面在内的瓷粘接修复掰开了、揉碎了的讲解。看到这本书的感觉是如获至宝，同时产生了非常强烈的翻译这本书的愿望。回来以后碰到出版社编辑，我说"我太喜欢这本书了，我想组织团队翻译这本书！"编辑说"等等，这本书好像已经安排专家翻译了，是王新知老师主译，如果愿意的话可以参加翻译团队。""哦……好吧，肯定要参与，我太喜欢这本书了。"

《前牙瓷粘结性仿生修复》——瓷贴面和瓷粘接修复的黑色宝典，里面的很多思想和操作细节也成为了自己之后思考和行动的支撑点。

同样是 2008 年，微创贴面、无预备贴面的声音开始隐隐约约产生。在国外看到一些病例报告，不预备直接做贴面，感到有点奇怪，又很有意思。在国内，江山老师也在那个时候开始提到无预备贴面、微创贴面，这似乎是一个新的时代在招手。

也是在那一年，由于开始接受"瓷粘接修复"的概念，也由于接触到了微创贴面、无预备贴面的概念，我自己也开始尝试一些较传统要求更少量预备的部分贴面、甚至不预备贴面。

朦朦胧胧地尝试摸索和不断思考熟练中，时间到了 2011 年，一场惊为天人的讲演，让我结识了时任德国美容牙科学会主席的 Dr. Prof. Wahlmann。清一色的微创贴面、无预备贴面完美病例，"from preparation to no preparation"的理念，让我坚定了从常规贴面走向微创贴面、无预备贴面的信心。

2012 年，我来到了德国北部小镇 Oldenburg，在 Dr. Prof. Wahlmann 的诊所里，跟随 Wahlmann 教授学习微创贴面、无预备贴面的每一个技术细节。正是那一次学习，让我对微创贴面、无预备贴面有了清晰的认识，也对"瓷贴面"这个修复技术的整体有了更加清晰的认识。

2013 年，我提出的"舒适美学牙科"的理念，也正是基于对瓷贴面修复、瓷粘接修复、微创瓷贴面修复、无预备瓷贴面修复的认识和期望，希望通过这些微创修复技术的应用，帮助患者更舒适的获得希望的美学效果。

几年来无数次关于瓷贴面的讲课，让我一遍遍的思考和回味。在不断思考、不断积累、不断分析之中，时间进入 2016 年。我终于感觉到了一点点"融会贯通"的感觉。

促使我马上动笔开始写这本书，是在 6 月份北京展上看到《口腔美学修复实用教程》几本小书竟然那样的受欢迎，很多基层医师对我说，那几本小书很实用、对他们的帮助太大了，他们希望我写更多此类的书，尤其是很多医师跟我提到了希望看到关于瓷贴面的书。

这个事对我的触动非常大。

我切实感受到了帮助别人的快乐，帮助到了我并不认识的同行的快乐，我在键盘上一个一个敲出来的字成为了有价值的东西，我感受到了作为一个有价值的人的快乐。

于是，我决定再快乐一次。

2016 年 6 月 23 日，经过 10 多天的思考，我开始动笔。

这是在我创作历史上效率最高的一次书写。从头到尾，一个人在键盘上敲打出所有的字符，从病例库中翻翻捡捡找到最合适的、能够说明想法的插图，甚至还手绘了一些简单的示意图。

在正常的临床、教学、管理工作之外，每天书写 8~10 个小时，将近 300 页的书稿，在 25 天内全部完成。

这是一次酣畅淋漓的书写过程，又一次感觉思如泉涌，不吐不快的冲动得以释放。这是一次对 12 年来所做的工作的自我总结，也是一次自我提高。

书写中，关于瓷贴面的往事点点滴滴在记忆中展现出来。

在这本书即将完成的时刻，我要感谢在瓷贴面技术领域给过我无私帮助的几位重要老师，樊聪老师、江山老师、Dr.Prof. Wahlmann……正是有了他们的帮助，我才能够不断的进步和成长。

我还要感谢我的团队中每一位优秀的年轻医师，正是由于身边有很多有思想、有能力、有抱负、有干劲的年轻人，不断地支持我、启发我、帮助我，我们才能一起不断地成长，成为强大的团队。

如实地说，这本书基本上是我一个人落笔写完的，但其中的很多想法、很多方法、很多结论都是我和我的年轻医师们多年来共同学习、共同思考的成果！

完成了一个多年的心愿，内心无比轻松。希望这一次的努力，同样可以给我们的同行一些帮助、一点启发。

刘峰

2016 年 7 月 18 日

图书在版编目（CIP）数据

瓷贴面修复技术：从标准到微创无预备 / 刘峰主编 . —北京：
人民卫生出版社，2017

ISBN 978-7-117-23749-9

I.①瓷… Ⅱ.①刘… Ⅲ.①牙 – 美容术 Ⅳ.①R783

中国版本图书馆 CIP 数据核字（2016）第 283890 号

人卫智网	www.ipmph.com	医学教育、学术、考试、健康，购书智慧智能综合服务平台
人卫官网	www.pmph.com	人卫官方资讯发布平台

瓷贴面修复技术
——从标准到微创无预备

主　　编：刘　峰
出版发行：人民卫生出版社（中继线 010-59780011）
地　　址：北京市朝阳区潘家园南里 19 号
邮　　编：100021
E - mail：pmph @ pmph.com
购书热线：010-59787592　010-59787584　010-65264830
印　　刷：北京盛通印刷股份有限公司
经　　销：新华书店
开　　本：889×1194　1/16　　印张：20
字　　数：471 千字
版　　次：2017 年 1 月第 1 版　2023 年 5 月第 1 版第 9 次印刷
标准书号：ISBN 978-7-117-23749-9/R·23750
定　　价：218.00 元

打击盗版举报电话：010-59787491　E-mail：WQ @ pmph.com
（凡属印装质量问题请与本社市场营销中心联系退换）